Ratgeber Neglect

Georg Kerkhoff
Günter Neumann
Joachim Neu

Ratgeber Neglect

Leben in einer halbierten Welt

2., aktualisierte Auflage

hogrefe

Bibliografische Information der Deutschen Nationalbibliothek
Die Deutsche Nationalbibliothek verzeichnet diese Publikation in der Deutschen Nationalbibliografie; detaillierte bibliografische Daten sind im Internet über http://dnb.dnb.de abrufbar.

Hogrefe Verlag GmbH & Co. KG
Merkelstraße 3
37085 Göttingen
Deutschland
Tel. +49 551 999 50 0
Fax +49 551 999 50 111
info@hogrefe.de
www.hogrefe.de

Umschlagabbildung: © iStock.com by Getty Images / Ababsolutum
Satz: Sina-Franziska Mollenhauer, Hogrefe Verlag GmbH & Co. KG, Göttingen
Druck: mediaprint solutions GmbH, Paderborn
Printed in Germany
Auf säurefreiem Papier gedruckt

2., aktualisierte Auflage 2020

(E-Book-ISBN [PDF] 978-3-8409-3098-0; E-Book-ISBN [EPUB] 978-3-8444-3098-1)
ISBN 978-3-8017-3098-7
https://doi.org/10.1026/03098-000

Inhaltsverzeichnis

Vorwort zur 2., aktualisierten Auflage

Seit der 1. Auflage hat sich viel getan im Bereich des räumlichen Neglects. So hat sich zum einen unser Verständnis dieser komplexen Krankheit verbessert, zum anderen gibt es einige neue Behandlungsverfahren. Auch im Bereich der ambulanten Therapie durch Neuropsychologen[1] haben sich erfreuliche Verbesserungen ergeben.

Diese neuen Erkenntnisse haben wir in den neuen Ratgeber einfließen lassen, damit Sie, liebe Leserinnen und Leser, besser informiert sind und so Ihren betroffenen Angehörigen besser helfen können.

Saarbrücken, Kipfenberg
und Bad Honnef
Sommer 2020

Georg Kerkhoff,
Günter Neumann und
Joachim Neu

---

1 Zugunsten einer besseren Lesbarkeit verwenden wir im Text in der Regel das generische Maskulinum. Diese Formulierungen umfassen gleichermaßen alle Geschlechter (m/w/d).

Vorwort zur 1. Auflage

Es gibt ungezählte Artikel und Fachbücher über das Syndrom des Neglects – diese sind jedoch alle für Fachleute geschrieben, während bislang kein einziges Buch dieses komplexe Störungsbild in verständlicher Form Angehörigen und Betroffenen nahe bringt. Dies soll mit dem vorliegenden Ratgeber nachgeholt werden.

Insbesondere nach einem Schlaganfall und Gehirnblutungen, aber auch nach einem Schädel-Hirn-Trauma, kann es aufgrund von Gewebsschädigungen des Gehirns zu vielfältigen Beeinträchtigungen der Wahrnehmung und Beweglichkeit kommen. Eine solche Wahrnehmungsstörung ist der Neglect – die halbseitige Vernachlässigung einer Raum- und Körperhälfte.

Neglect bezeichnet ein Krankheitsbild, bei dem es zu akuten Ausfallerscheinungen in der bewussten Wahrnehmung einer Raum- oder Körperhälfte des Betroffenen kommt. Hierbei können unterschiedliche Sinneskanäle betroffen sein: Sehen, Hören und Tasten. Die Vernachlässigung kann sich auch auf einen Teil des eigenen Körpers beziehen oder auch das räumliche Vorstellungsvermögen beeinträchtigen.

Leider zeigen die meisten Betroffenen zudem keine angemessene Krankheitseinsicht. Dies ist nicht etwa Ausdruck intellektueller Einbußen, sondern Teil der Krankheit. Trotz Defiziten, die für Außenstehende offensichtlich sind, scheint es bei den Betroffenen selbst kein Verständnis für ihre eigenen Störungen und die Hinweise von Beobachtern auf solche Probleme zu geben. Insbesondere für Angehörige oder andere Bezugspersonen stellt dies eine zusätzliche Belastung dar. Begleitsymptome können auch die Bereiche Kommunikation, Einfühlungsvermögen und Zeitwahrnehmung zusätzlich betreffen, was weitere Herausforderungen an den Umgang mit den betroffenen Patienten stellt. Die Voraussetzung für einen hilfreichen Umgang im Alltag mit Menschen, bei denen ein Neglect vorliegt, besteht insbesondere in der Aufklärung und Information der Angehörigen der Betroffenen. Je kompetenter und umfassender Angehörige über das Erscheinungsbild der Krankheit und deren Verlauf sowie Chancen und Grenzen von Behandlungsmöglichkeiten informiert sind, umso eher können sie darauf aufbauend realistische Möglichkeiten zur Bewältigung der veränderten Lebensbedingungen suchen. Dies verschafft Patienten und Angehörigen gleichermaßen Entlastung. Hier setzt der vorliegende Ratgeber an: Er erklärt in verständlichen Worten die wichtigsten Fakten zum Störungsbild Neglect, beschreibt die neuesten Behandlungsmöglichkeiten, gibt praktische Tipps und erklärt wichtige Fachbegriffe, und hilft somit Angehörigen, fachkundige Therapeuten und Kliniken für Ihre Angehörigen zu finden.

Allen Patienten und Angehörigen wünschen wir Geduld und Ausdauer bei der Bewältigung ihres Alltags und Freude über die vielen kleinen und größeren Verbesserungen, die sich im Laufe der Zeit ergeben. Wir hoffen, dass dieser Ratgeber Ihnen eine Hilfe ist. Für Anregungen sind wir jederzeit offen.

Saarbrücken, Kipfenberg
und Bad Honnef
Sommer 2007

Georg Kerkhoff,
Günter Neumann und
Joachim Neu

Danksagung

Die Entstehung dieses Ratgebers geht zurück auf die große Nachfrage von Patienten und Angehörigen nach Informationen zum Neglect, dessen Auswirkungen im Alltag und den Behandlungsmöglichkeiten. Angehörige und Patienten waren es auch, die uns durch ihre zahlreichen Fragen und Anliegen bei der Erstellung dieses Ratgebers behilflich waren. Ihnen sei an dieser Stelle herzlich gedankt.

Auch möchten wir uns bei folgenden Kollegen für kritische Anregungen und hilfreiche Hinweise bedanken:

Dipl.-Psych. Michael Brasse, Dr. Peter Bublak, Dr. Klemens Fheodoroff, Renate Götze, Dipl.-Psych. Daniela Glocker, Dr. Carl Heese, Benita Höfer, Dr. Hendrik Niemann (für die GNP), Prof. Dr. Ingo Keller, Dr. Caroline Kuhn, Dipl.-Päd. Barbara Lang, Peter Müller, Prof. Dr. Sandra Müller, Birgit Philippi, Prof. Dr. Rudolf Preger.

Des Weiteren danken wir Herrn Prim, Dr. W. Kubik und Frau Dr. Kaser für die detaillierten Hinweise zur ambulanten Therapeutensuche in Österreich, sowie Herrn PD Dr. R. Ptak für fachkundige Ratschläge für die ambulante Therapie in der Schweiz.

Ebenso gilt unser Dank Verwandten und Freunden, die bereit waren, den Ratgeber in jeder Phase seiner Entstehung mit Ratschlägen und Verbesserungsvorschlägen zu unterstützen.

Für den Inhalt des Ratgebers sind natürlich nur wir selbst verantwortlich.

1 Einleitung

Der folgende Ausschnitt der Beschreibung einer Patientin mit Neglect ist aus Oliver Sacks' Buch „Der Mann, der seine Frau mit einem Hut verwechselte" entnommen und stammt aus der Fallgeschichte mit dem Titel „Augen rechts!" Er verdeutlicht anschaulich typische Wahrnehmungs- und Verhaltensmuster, wie sie in der Klinik und im häuslichen Alltag auftreten können.

„Augen rechts!"

„Mrs. S., eine intelligente Frau in den Sechzigern, hat einen schweren Schlaganfall hinter sich, der die tiefer gelegenen und hinteren Teile ihrer rechten Gehirnhälfte gelähmt hat. Ihre Intelligenz – und ihr Sinn für Humor – sind jedoch unbeeinträchtigt geblieben.

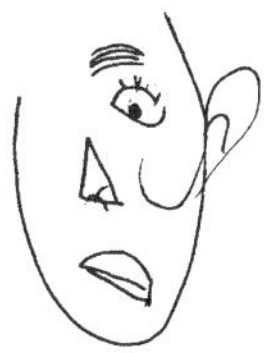

Manchmal beschwert sie sich bei den Schwestern, sie hätten ihr keinen Kaffee oder Nachtisch auf ihr Tablett gestellt. Wenn sie dann antworten: „Aber Mrs. S., da steht es doch – links von ihrem Teller", scheint sie nicht zu verstehen, was sie sagen, und sieht nicht nach links. Wenn man ihren Kopf sanft nach links dreht, so dass das Dessert in der intakten rechten Hälfte ihres Gesichtsfeldes erscheint, sagt sie: „Ach, da ist es ja – aber eben war es noch nicht da." Sie hat den Begriff „links", bezogen sowohl auf die Außenwelt als auch auf ihren eigenen Körper, vollständig verloren. Manchmal beklagt sie sich, ihre Portionen seien zu klein, aber das kommt daher, dass sie nur von der rechten Hälfte des Tellers isst. Es kommt ihr nicht in den Sinn, dass er auch eine linke Hälfte hat. Manchmal trägt sie Lippenstift und Make-up auf – aber nur auf die rechte Seite ihres Gesichtes. Die Linke lässt sie völlig unbeachtet."

Auf den folgenden Seiten dieses Ratgebers werden einzelne Merkmale, wie sie in obiger Fallgeschichte beschrieben sind, näher erläutert.

Wenn Sie nach der Lektüre dieses Heftes das Eingangsbeispiel noch einmal lesen, werden Sie feststellen, dass Sie einzelne Wahrnehmungsleistungen und Verhaltensweisen ganz bestimmten „Neglectarten" zuordnen können. Eine derart geschulte Wahrnehmung kann ein erster und wichtiger Schritt sein, gezielt Fragen zu stellen und relevante Antworten zu bekommen, um die neue Lebenssituation besser bewältigen zu können. Betroffene Patienten und im Besonderen betroffene Angehörige können so selbst zum „Experten" für Neglect werden, wie er sich im klinischen und häuslichen Alltag ganz konkret bemerkbar macht.

Zum Umgang mit diesem Ratgeber

Der Ratgeber: Ein Lern- und Arbeitsbuch

Dieser Ratgeber soll als Leitfaden für diverse Fragestellungen dienen, die im Umgang mit Neglectpatienten erfahrungsgemäß auftauchen. Er eignet sich zur Aufklärung und Information von Patienten und Angehörigen und stellt in diesem Sinne ebenso ein Lern- und Arbeitsbuch dar. Für Kliniken und Praxen kann es hilfreich sein, Angehörigen von Neglectpatienten diese Broschüre mitzugeben. Die Angehörigen können dann gezielter Fragen an die Therapeuten und Ärzte stellen. Wenig sinnvoll ist es, den Patienten selbst den Ratgeber lesen zu lassen. Er wird vieles nicht lesen und auch nicht verstehen können.

Kurze Anleitung

Die Autoren empfehlen dem Leser folgendes Vorgehen bei der Lektüre:

1. Legen Sie sich einen Stift und einen Textmarker bereit.
2. Unterstreichen Sie die für Sie wichtigen Textstellen und formulieren Sie Fragen:
   - Was ist Ihnen unklar geblieben?
   - Welche weiteren Informationen möchten Sie?
3. Machen Sie sich Notizen!
4. Besprechen Sie mit dem zuständigen Therapeuten, was Ihnen unklar geblieben ist und was für Sie ganz persönlich wichtig ist.
5. Nutzen Sie auch andere Informationsquellen, wie etwa die Internetsuche. Eine Liste von Internet-Adressen finden Sie am Ende dieses Ratgebers.
6. Fachbegriffe wurden dort verwendet, wo sie den Autoren sinnvoll erschienen. Sie sind mindestens einmal bei der erstmaligen Verwendung erklärt. Ein alphabetisches und erweitertes Verzeichnis relevanter Fachbegriffe findet sich darüber hinaus am Ende dieses Buches.

2 Neglect – was ist das?

Nach einem Schlaganfall, einer Hirnblutung, einem Schädel-Hirn-Trauma oder einer anderweitigen Gewebsschädigung des Gehirns kommt es häufig zu erheblichen Beeinträchtigungen im Erleben und Verhalten des Betroffenen. Von diesen Beeinträchtigungen können verschiedenste Bereiche wie die Bewegungsfähigkeit (Motorik), die Sprache, das Gedächtnis, das emotionale Erleben oder die Wahrnehmung betroffen sein.

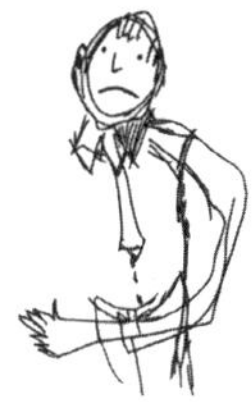

Bei manchen Patienten ist zu beobachten, dass sie sich verhalten, als gäbe es eine Seite des Raumes nicht mehr.

Sie reagieren nicht, wenn sie von dieser Seite angesprochen werden. Sie vernachlässigen eine Körperseite beim Waschen, Rasieren oder Ankleiden und übersehen Personen oder stoßen an Gegenstände an, die sich in dieser Raumhälfte befinden. Oft hängt auch der eine Brillenbügel herunter.

Neglect ist die Vernachlässigung von Reizen auf einer Raum- und Körperhälfte

Diese Vernachlässigung von Reizen auf einer Raum- und Körperhälfte wird typischerweise als Neglect (engl. to neglect = vernachlässigen) bezeichnet, manchmal auch als Hemineglect, halbseitige Vernachlässigung oder halbseitige Aufmerksamkeitsstörung. Dies alles meint jedoch das Gleiche.

Ein Neglect gehört zu den sogenannten neuropsychologischen Störungen. Diese bezeichnen ganz allgemein Störungen im Wahrnehmen, Denken, Fühlen oder Bewegen, die infolge einer Schädigung des Gehirns auftreten.

Ein Neglect kann viele verschiedene Facetten aufweisen und auf diverse Wahrnehmungsleistungen ausgeweitet sein. Daher spricht man auch häufig von einem Neglect-Syndrom: dies meint ein Muster gemeinsam auftretender Störungsbilder.

Viele Sinne sind betroffen

Häufig werden gleich mehrere Sinneskanäle in einem Halb- oder Körperraum von betroffenen Patienten vernachlässigt: Sehen (visueller Neglect), Hören (auditorischer Neglect), Fühlen (taktiler Neglect), die Steuerung der Bewegungen (motorischer Neglect) und sogar die räumliche Vorstellung (repräsentationaler Neglect) kann betroffen sein.

3 Wodurch entsteht Neglect?

Folge einer Hirnschädigung

Neglect entsteht dann, wenn bestimmte Regionen im Gehirn geschädigt sind. Um ein besseres Verständnis darüber zu gewinnen, was die Bedingungen für die Entstehung eines Neglects sind und wie und wodurch sich die Symptomatik im Laufe der Zeit ändert, soll ein kurzer Einblick in den Aufbau des menschlichen Nervensystems und des Gehirns gegeben werden. Hierbei wird außerdem auf die häufigste Ursache für Schädigungen des Gehirns eingegangen: den Schlaganfall.

3.1 Ein Einblick in Nervensystem und Gehirn

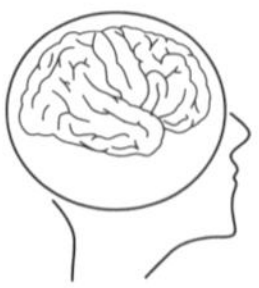

Unser Nervensystem und das Gehirn steuern und koordinieren alle Prozesse unseres Körpers. Es ist Grundlage für unser Verhalten und unsere Wahrnehmung: Denken, Empfinden, Wollen, Planen, Kommunikation usw.

3.1.1 Das Nervensystem

Man untergliedert das Nervensystem in das Zentralnervensystem und das periphere Nervensystem.

Das Zentralnervensystem

Das Zentralnervensystem besteht aus Gehirn und Rückenmark. Das Gehirn wird geschützt durch den Schädel. Innerhalb dieser knöchernen Umhüllung ist es eingebettet in die Hirnhäute sowie ein „Flüssigkeitskissen", das als Hirn- oder Nervenwasser bezeichnet wird.

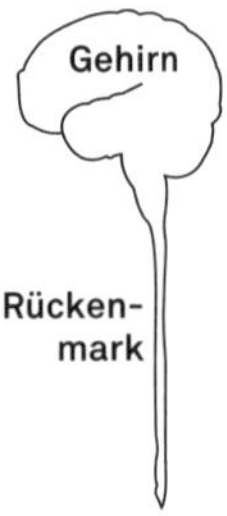

Das periphere Nervensystem hat zwei grundlegende Aufgaben. Es leitet die Informationen der Außenwelt durch Nervenbahnen zum Gehirn, wo sie weiterverarbeitet werden. Dies ermöglicht uns das Wahrnehmen. Das Gehirn reagiert entsprechend diesen Informationen. Es sendet selbst Signale über das periphere Nervensystem an unseren Körper zurück. Damit reguliert es z.B. die

Verdauung, Bewegungsabläufe, die Koordination im Raum und andere Funktionen des Körpers.

3.1.2 Das Gehirn

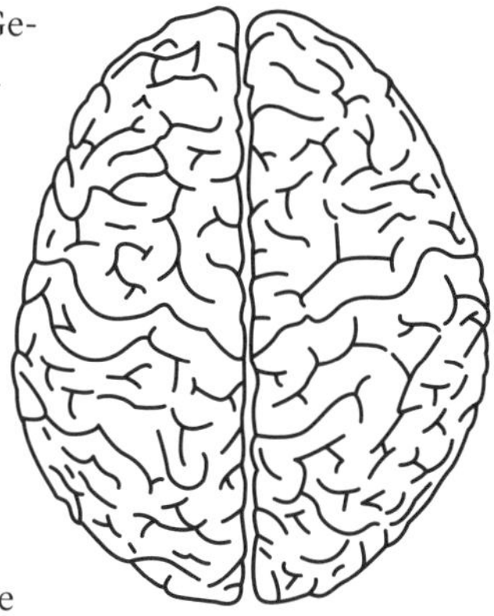

Zwei Hälften des Gehirns stehen miteinander in Verbindung

Das Gehirn lässt sich in zwei Gehirnhälften, sog. Hemisphären unterteilen. Beide Hälften stehen permanent miteinander durch einen dicken Nervenstrang in Verbindung. Es findet ein ständiger Informationsaustausch statt.

Die Hirnregionen sind spezialisiert

Einige Bereiche des Gehirns haben bestimmte Aufgaben, für die sie besonders spezialisiert sind, wie das Sehen oder die Steuerung von Handbewegungen.

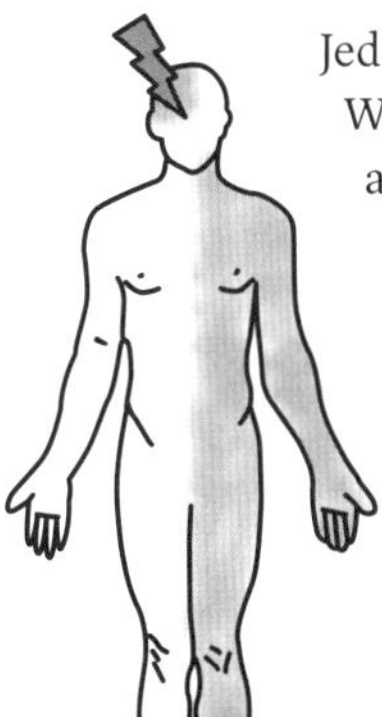

Gekreuzte Steuerung

Jede dieser beiden Hemisphären ist dabei für die Wahrnehmung und Steuerung von Prozessen auf der jeweils gegenüberliegenden Körperhälfte zuständig. Deshalb tritt eine Vernachlässigung der linken Raum- und/oder Körperhälfte nach einer Schädigung der rechten Hälfte des Gehirns auf!

Das Gehirn als Netzwerk

Für die meisten Funktionen arbeiten viele verschiedene Bereiche netzwerkartig zusammen. Diese Spezialisierung und Verschaltung innerhalb des Gehirns ermöglicht auch komplexe Wahrnehmungs- und Verhaltensleistungen.

Das Gehirn lässt sich nicht nur in zwei aneinander liegende Hälften aufteilen, sondern auch in verschiedene Hirnbereiche:

das Großhirn, mit den beiden Hemisphären sowie Hirnstamm und das Kleinhirn.

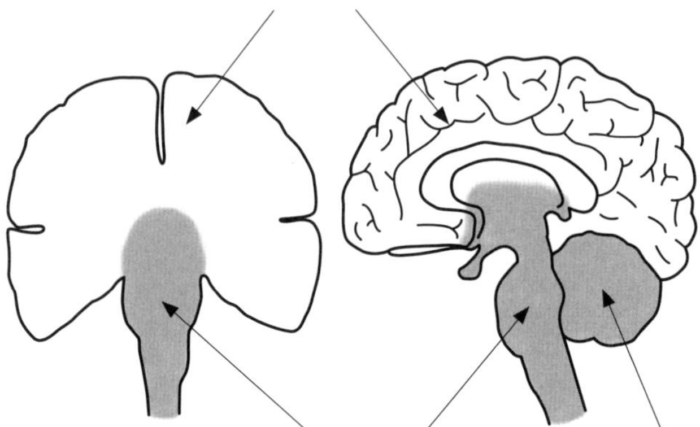

Bestimmte Gefäße versorgen bestimmte Hirnregionen

Damit das Gehirn störungsfrei arbeiten kann, ist eine ungehinderte Versorgung des Nervengewebes mit Nährstoffen und Sauerstoff über das Blut notwendig. Blut und Nervengewebe sind beim gesunden Gehirn voneinander getrennt (Blut-Hirn-Schranke). Die Versorgung des Gehirns findet über zahlreiche Blutgefäße, die Schlagadern, statt. Bestimmte Hirnregionen werden dabei von bestimmten Gefäßen versorgt. Beim Schlaganfall kommt es nun zu einer Unterversorgung bestimmter Gehirnbereiche mit Blut oder Blut dringt in das Nervengewebe ein. Nervenzellen werden also entweder nicht mehr mit Sauerstoff versorgt oder schädliche Substanzen, die im Blut vorhanden sind, zerstören das umliegende Nervengewebe. Neuropsychologische Störungsbilder, wie Neglect, können die Folge sein.

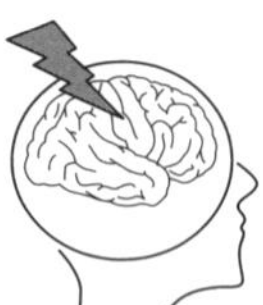

3.2 Der Schlaganfall

Ein Schlaganfall ist eine plötzlich auftretende Störung der Blutzufuhr des Gehirns, die eine Hirnschädigung verursacht.

Neuropsychologische und motorische Beeinträchtigungen

In Folge der Gewebsschädigungen kommt es zu neuropsychologischen Beeinträchtigungen. Darunter versteht man Störungen im Wahrnehmen, Denken, Fühlen, Handeln, Erinnern oder in der motorischen Beweglichkeit.

Es lassen sich zwei Haupttypen des Schlaganfalls unterscheiden: Hämorrhagie und Ischämie.

3.2.1 Blutung
Hämorrhagie

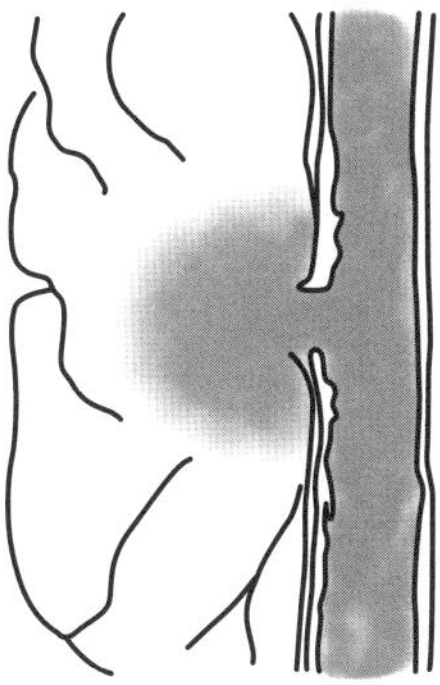

Eine Hämorrhagie ist eine Blutung im Gehirn. Diese tritt auf, wenn ein Blutgefäß reißt und Blut in das umliegende Nervengewebe sickert und es schädigt. Eine häufige Ursache für Blutungen im Gehirn sind Aneurysmen. Dabei handelt es sich um krankhafte, ballonförmige Erweiterungen in der Wand eines Blutgefäßes. An derartigen Schwachstellen kommt es manchmal zum Platzen des Gefäßes.

3.2.2 Unterbrechung der Blutzufuhr
Ischämie/Infarkt

Bei der Ischämie wird die Blutzufuhr zu einer bestimmten Hirnregion unterbrochen. Folge ist eine mangelnde Versorgung der entsprechenden Region mit Sauerstoff und Nährstoffen. Auch hierdurch kommt es zum Absterben von Nervengewebe. Eine Region mit einer derartigen Hirnschädigung wird als Infarkt bezeichnet.

Die drei Hauptgründe für einen Infarkt sind: Thrombose, Embolie und Arteriosklerose.

Thrombose

Bei der Thrombose bildet sich ein Blutpfropf im Gefäß und behindert den Blutfluss an seinem Entstehungsort.

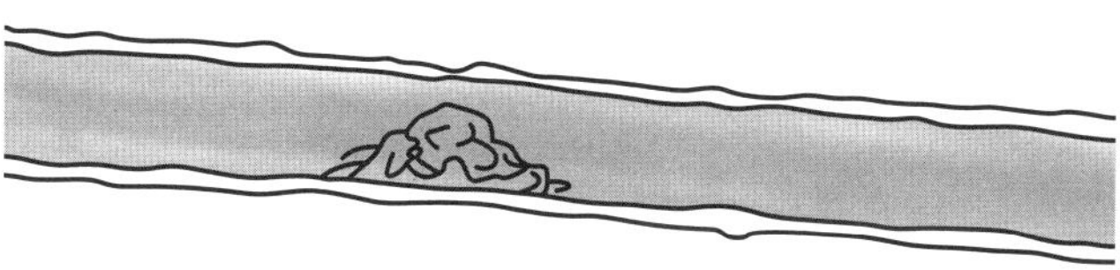

Embolie

Löst sich dieser Blutpfropf auf und wird in ein kleineres Blutgefäß transportiert, so kann er in diesem den Blutfluss behindern. In diesem Fall spricht man von einer Embolie.

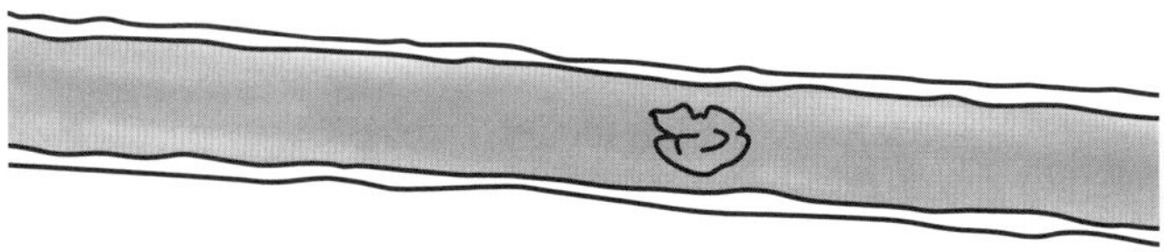

Arteriosklerose

Kommt es zu einer Gefäßverengung aufgrund einer Verdickung der Gefäßwände in Folge von Ablagerungen, so spricht man von Arteriosklerose. Bei fortschreitender Arteriosklerose kann die Folge ein kompletter Gefäßverschluss sein.

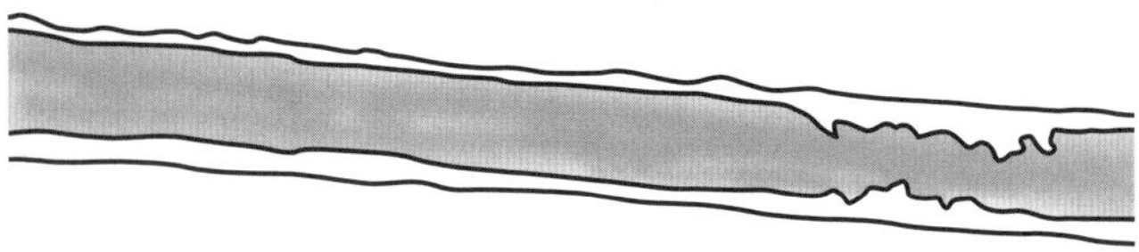

Unterversorgtes Nervengewebe stirbt ab

Wie bereits aufgeführt ist die Folge all jener Prozesse eine mangelnde Durchblutung oder der Eintritt schädlicher Substanzen aus dem Blut in das Nervengewebe. Beides hat zur Folge, dass das von dem betreffenden Blutgefäß versorgte bzw. umliegende Nervengewebe abstirbt. Da jedes Gebiet bestimmte Funktionen hat, kommt es je nach Ort und Ausmaß der Schädigung zu mehr oder weniger ausgeprägten neuropsychologischen Störungen.

3.3 Bereiche im Gehirn
Ursachen von Neglect

Neglect nach rechtsseitiger Schädigung

Neglect tritt vorwiegend bei einem Infarkt der rechten Hälfte des Gehirns auf. Innerhalb dieser rechten Hemisphäre gibt es gleich mehrere Bereiche, nach deren Schädigung es zu Vernachlässigungssymptomen kommen kann.

Diese Bereiche werden wissenschaftlich bezeichnet als inferiorparietaler Bereich (IPB) und als temporo-parietales Übergangsgebiet (TPÜ). Folgende Grafik verdeutlicht die Lage im Gehirn.

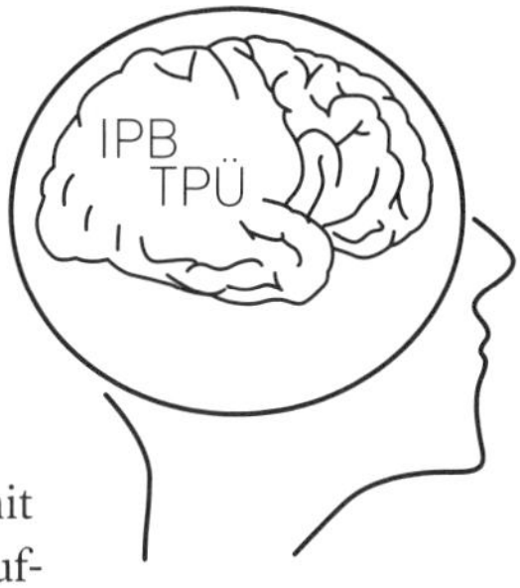

Neglect kann aber auch nach einer Schädigung tiefer gelegener Hirnregionen auftreten: Diese werden als Thalamus bzw. als Stammganglien bezeichnet. Auch kommt es gelegentlich nach Kleinhirnläsionen zu einem Neglect.

Heute wissen wir, dass Patienten mit einem Neglect meist Schädigungen aufweisen, die 4- bis 5-mal so groß sind wie die Schädigungen von Patienten mit einem ähnlichen Schlaganfall, aber ohne Neglect. Auch weiß man inzwischen, dass der Neglect eine „Netzwerkstörung" ist. Das heißt: Durch die Hirnschädigung wird nicht nur eine Region, sondern ein ganzes Netzwerk für die räumliche Aufmerksamkeit und das Bewusstsein für den eigenen Körper beschädigt.

Neglect – warum hauptsächlich nach Schädigung der rechten Hirnhälfte?

Ein Neglect ist nach Schädigung der rechten Gehirnhälfte häufiger als nach Schädigung der linken Hemisphäre.

Aufmerksamkeit im Raum

Vermutlich ist dies deshalb so, weil die rechte Hirnhälfte besonders wichtig für die Aufmerksamkeit in beiden Raumhälften ist. Die linke Hirnhälfte ist dagegen „nur" wichtig für die Aufmerksamkeit für die rechte Raum- oder Körperhälfte.

Folgendes Modell soll beim Verständnis dieser Theorie helfen.

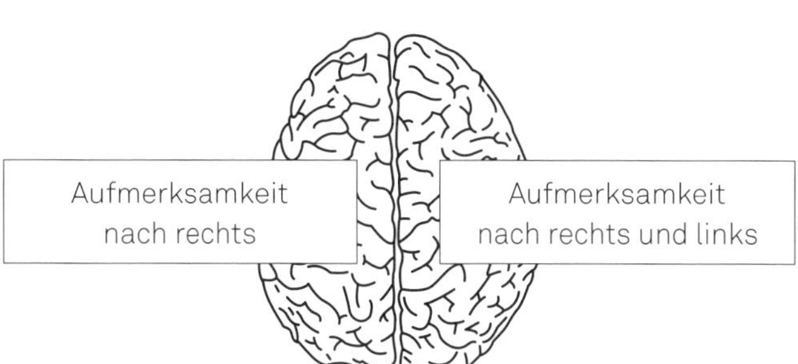

4 Wie verbreitet ist ein Neglect?

Neglect – ein häufiges Phänomen

Besonders nach Schädigungen der rechten Gehirnhälfte ist Neglect ein häufig auftretendes Störungsbild. Etwa 40 % bis 60 % der Patienten haben in den ersten 3 bis 4 Wochen nach einer Schädigung der rechten Seite des Gehirns einen visuellen Neglect, also eine Vernachlässigung, die das Sehen betrifft.

Seltener findet sich dieses Störungsbild bei Patienten, bei denen die linke Seite des Gehirns betroffen ist. Etwa 10 % bis 30 % der Patienten mit Schädigung links haben einen visuellen Neglect.

Akutphase

Die ersten 3 bis 4 Wochen nach einer Schädigung werden auch als Akutphase bezeichnet. In diesem Zeitraum wird ein Neglect am häufigsten festgestellt und auch die Symptome des Neglects zeigen sich hier am stärksten ausgeprägt.

Chronische Phase

Ab etwa dem 3. Monat nach Eintritt der Schädigung spricht man von der chronischen Phase. Bei den meisten Betroffenen bilden sich die Symptome des Neglects teilweise oder sogar vollständig zurück.

30 % der Betroffenen benötigen gezielte Therapie

Bei ca. 30 % der Patienten können aber auch hier noch teilweise gravierende und lang anhaltende Symptome fortbestehen. Dieses Drittel weist oft große Schädigungen der rechten Gehirnhälfte auf. Sie können noch über Jahre mit massiven Problemen im Alltag konfrontiert sein. Insbesondere für diese Patientengruppe ist eine gezielte Therapie und kontinuierliches Training durch Therapeuten unterschiedlicher Fachrichtungen dringend erforderlich.

Mitbetroffen sind aber auch immer Angehörige. Ihnen fällt damit plötzlich die Aufgabe zu, sowohl für sich selbst Unterstützung zu suchen als auch eine „Stütze“ für ihren betroffenen Angehörigen zu sein.

5 Erscheinungsformen von Neglect

5.1 Bereiche des Raumes

Neglect kann mehr oder weniger ausgeprägt in verschiedenen Erscheinungsformen auftreten. Häufig sind gleich mehrere Sinne betroffen. Mit unseren Sinnen, wie Sehen, Hören, Riechen oder Tasten, nehmen wir die Welt wahr. Dabei unterliegt jeder Sinnesbereich bestimmten Begrenzungen. Zum Beispiel können wir jemanden über größere Entfernung sehen, ihn aber nicht mehr hören oder wir können etwas hören, es aber nicht ertasten. So lässt sich der Raum, der uns umgibt, in unterschiedliche Bereiche, sogenannte Raumsektoren, unterteilen, ganz in Abhängigkeit davon, wie weit ein bestimmter Bereich von unserem Körper entfernt ist. Diese Raumsektoren umgeben unseren Körper etwa so wie die verschiedenen Schichten einer Zwiebel (siehe Zeichnung).

Häufig sind mehrere Sinne betroffen

Am weitesten entfernt liegt der Fernraum (extrapersonaler Raum). Dieser Raumsektor liegt außerhalb der Reichweite unserer Arme. Geschehnisse in diesem Bereich können wir zwar mit unseren Augen (visuell) und Ohren (auditiv) wahrnehmen, jedoch nicht berühren.

Der Fernraum

Im Greifraum (peripersonalen Raum) können wir zusätzlich den Tastsinn unserer Hände (taktil) benutzen.

Der Greifraum

Neben diesen Sektoren existiert noch der den Körper wenige Zentimeter umgebende sog. Ultranahraum. Hier können wir – neben Sehen und Hören – mit unserem Tastsinn (taktil) über die Haut wahrnehmen sowie über unseren Geruchssinn riechen (olfaktorisch). Unseren eigenen Körper nehmen wir im Körperraum war, dem sog. personalen Raum.

Der Ultranahraum

Der personale Raum

Darüber hinaus existiert „Raum“ auch in unserer Vorstellung, z.B. beim Erinnern an eine Wegbeschreibung oder ein Bild.

Der vorgestellte Raum

Dieser vorgestellte Raum wird als repräsentationaler Raum bezeichnet.

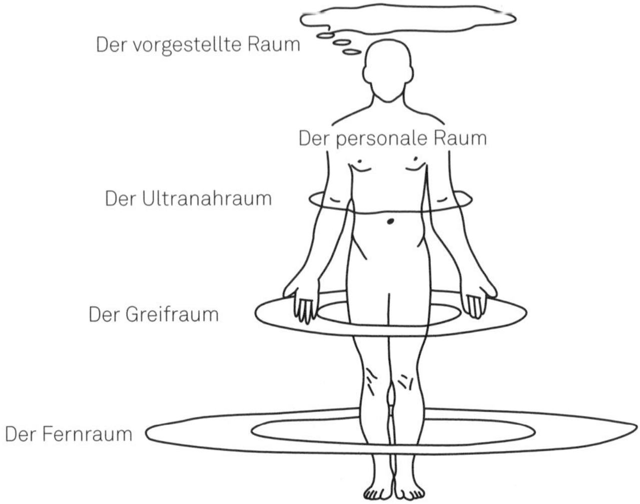

Ob Neglect einen einzelnen Sinnesbereich oder mehrere Sinne gleichzeitig betrifft, die Konsequenzen einer halbseitigen Vernachlässigung können gravierend sein. Einen Einblick in Erscheinungsformen und deren Symptome geben die nachfolgenden Beschreibungen. Da Neglect meist nach Schädigungen der rechten Hälfte des Gehirns auftritt, beziehen sich nachfolgende Symptombeschreibungen auf eine Vernachlässigung der linken Seite des Raumes oder Körpers.

5.2 Vernachlässigung beim Sehen Visueller Neglect

Probleme beim Suchen von Gegenständen

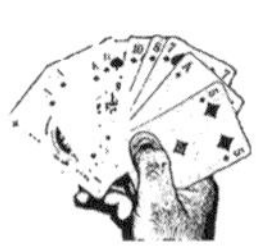

Eingeschränkter Überblick

Die Vernachlässigung beim Sehen wird als visueller Neglect bezeichnet. Sie ist die häufigste und sicherlich bekannteste und offensichtlichste Form eines Neglects. Patienten mit diesem Störungsbild haben Probleme beim Suchen nach Gegenständen, z.B. nach einer Gabel auf einem Tisch. Sie beginnen ihre Suche nach Objekten oder Personen nahezu immer auf der rechten Seite. Meist suchen sie diese Raumhälfte wiederholt ab, auch wenn die Suche erfolglos bleibt. Die linke Raumhälfte beziehen sie nicht mit ein. Darüber hinaus ist ihr Überblick erheblich eingeschränkt:

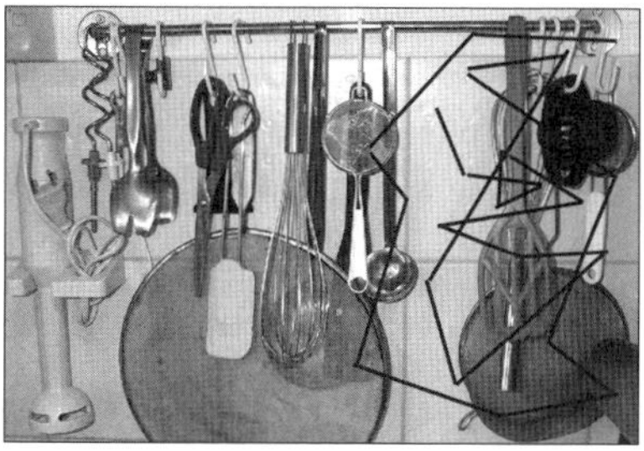

Die Abbildung zeigt das Suchmuster eines Patienten mit Neglect (schwarze Linien). Die Aufgabe bestand darin, den Pürierstab zu suchen.

Personen, Gegenstände und Hindernisse auf der linken Seite werden von betroffenen Patienten nicht beachtet oder erst sehr spät wahrgenommen.

Augen- und Kopfposition sind nach rechts gerichtet

Die Augen und auch der Kopf sind bei ausgeprägter Symptomatik zudem auf die intakte Körperseite gerichtet – meistens nach rechts. Das erschwert es zusätzlich, Blickbewegungen über die Mitte des Körpers hinaus zu richten und die „andere Hälfte der Welt" wahrzunehmen.

5.3 Vernachlässigung beim Hören
Auditorischer Neglect

Die Vernachlässigung beim Hören wird als auditorischer Neglect bzw. akustischer Neglect bezeichnet.

Hierbei werden z. B. Geräusche, Töne oder Gespräche auf der betroffenen Hälfte nicht beachtet.

Laute Geräusche rufen eine Orientierungsreaktion hervor

Laute Geräusche aus der Umwelt, etwa das Knallen einer Türe, rufen beim gesunden Menschen eine sogenannte Orientierungsreaktion hin zur Schallquelle hervor. Anders ausgedrückt: wir wenden uns intuitiv einem Geräusch zu. Auch wenn jemand unseren Namen ruft, wenden wir uns ihm zu, um ihn zu sehen.

Fehlende oder fehlerhafte Orientierungsreaktion

Bei Patienten mit auditorischem Neglect fehlt diese Orientierungsreaktion. Sie wenden sich häufig nicht einer Person zu, die ihren Namen ruft – sofern sie von der vernachlässigten Seite her angesprochen werden. Manchmal kann es jedoch auch zu einer „fehlerhaften" Orientierungsreaktion kommen. Hierbei wenden sich betroffene Patienten z. B. nach rechts, wenn sie von der linken Seite her angesprochen werden. So ist es etwa für Betroffene schwierig, bei Gesprächen mit mehreren Personen herauszufinden, wer gerade spricht, oder sie können einen Sprecherwechsel nicht mitverfolgen. Geräusche von hinten sind besonders schwer zu orten.

5.4 Vernachlässigung von Gerüchen
Olfaktorischer Neglect

Eine Beeinträchtigung beim olfaktorischen Neglect führt zu einer Vernachlässigung von Gerüchen in einer Raumhälfte, wobei das Geruchsvermögen selbst nicht geschädigt ist. Obwohl diese Form des Neglects durch wissenschaftliche Studien experimentell nachweisbar ist, spielt sie lediglich eine untergeordnete Rolle im Alltag. Gerüche verteilen sich sehr rasch im Raum und werden so über beide Seiten wahrgenommen.

5.5 Vernachlässigung am eigenen Körper
Personaler Neglect

Die Vernachlässigung einer Hälfte des eigenen Körpers wird als personaler Neglect bezeichnet, manchmal auch als somatosensibler oder taktiler Neglect. Sie bezieht sich auf den Körper des Patienten und auf den Nah- und Greifraum. Diese Form der Vernachlässigung kann den Betroffen in gefährliche Situationen bringen, ohne dass er sich dessen bewusst ist.

Patienten zeigen beim personalen Neglect keine Reaktion auf Berührungs-, Temperatur- oder Schmerzreize auf der vernachlässigten Seite.

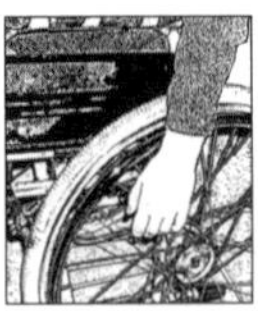

Sehr häufig bemerken die Patienten nicht, wenn sich der beeinträchtigte Arm in einer unnatürlichen, unbequemen Position befindet, beispielsweise in die Speichen des Rollstuhls herabhängt. Dies kann zu Verletzungen führen und verursacht wegen der unnatürlichen Körperhaltung oft zusätzlich starke Schulterschmerzen.

Fehllokalisation von Berührungen

Berührungen werden teils fälschlicherweise auf der intakten Seite erlebt, obwohl sie auf der beeinträchtigten Körperhälfte erfolgten.

Ähnlich wie beim Suchen mit den Augen nach einem Gegenstand oder einer Person ist bei der Suche mit den Händen, etwa am eigenen Körper nach einem Schlüssel oder dem Brillenetui, das Suchmuster beeinträchtigt: Es wird mit der intakten, nicht gelähmten Hand wenig bis gar nicht und/oder unsystematisch im beeinträchtigten Halbraum gesucht. Die intakte Seite wird dagegen oft wiederholt abgetastet. Im Alltag beobachtbar sind derartige Beeinträchtigungen besonders bei der Körperpflege, wie beim Waschen, Schminken, Rasieren oder Ankleiden.

Beeinträchtigtes Suchmuster

5.6 Mangelnde Benutzung von Arm und Bein Motorischer Neglect

Motorischer Neglect im engeren Sinn bezeichnet eine verminderte Benutzung von Arm und Bein einer Körperhälfte, ohne dass dies hinreichend durch eine Lähmung erklärbar ist. Im weiteren Sinn lassen sich unter diesem Begriff zwei zusätzliche, typische Verhaltensmuster zusammenfassen:

Zum einen werden die Greif- und Suchbewegungen, mit denen der betroffene Patient mit seinem gesunden Arm im vernachlässigten Halbraum (links) sucht, meist zu kurz ausgeführt und zudem noch sehr langsam.

Greif- und Suchbewegungen sind zu kurz und langsam

Zum anderen können sehr einfache motorische Handlungen vom Betroffenen nicht über einen längeren Zeitraum ausgeführt werden, z.B. die Augen geschlossen halten oder die Zunge herausstrecken. Bereits nach wenigen Sekunden werden diese Handlungen abgebrochen.

Auch einfache Handlungen sind häufig beeinträchtigt

5.7 Vernachlässigung in der Vorstellung Repräsentationaler Neglect

Die halbseitige Vernachlässigung kann auch den Raum in der Vorstellung betreffen. In Situationen, in denen ein Betroffener auf innere, mentale Vorstellungsbilder angewiesen ist, z.B. bei der Orientierung in großen Gebäuden (Klinik) oder in einer Stadt,

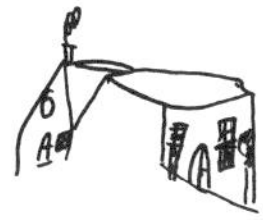

zeigen sich die Auswirkungen der Beeinträchtigung am deutlichsten. Betroffene Patienten sind beispielsweise nicht in der Lage, die Richtung wichtiger Orientierungspunkte korrekt anzugeben oder den Weg zum Ausgang aus einem großen Gebäude zu beschreiben. Ortsbeschreibungen wie „Gehen Sie nach dieser Ecke gleich nach links und die nächste Tür nach rechts", werden falsch verstanden. Das eigene Zimmer in der Klinik wieder zu finden, ist für viele Betroffene eine große Schwierigkeit.

Beeinträchtigte Orientierung

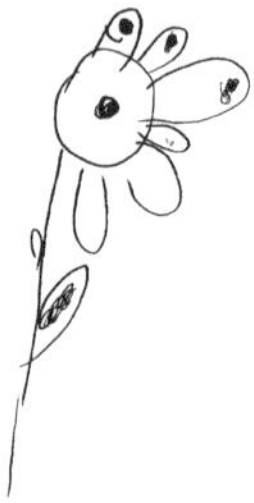

Deutlich in Erscheinung tritt diese Form des Neglects auch beim Zeichnen. Typischerweise wird das Blatt, auf dem gezeichnet wird, nur unvollständig genutzt. Die Zeichnung selbst erscheint häufig gestaucht und auf die rechte Seite begrenzt. Teilweise ist die Vernachlässigung eines Halbraumes in der Vorstellung auch in der Zeichnung des Bildes selbst erkennbar:

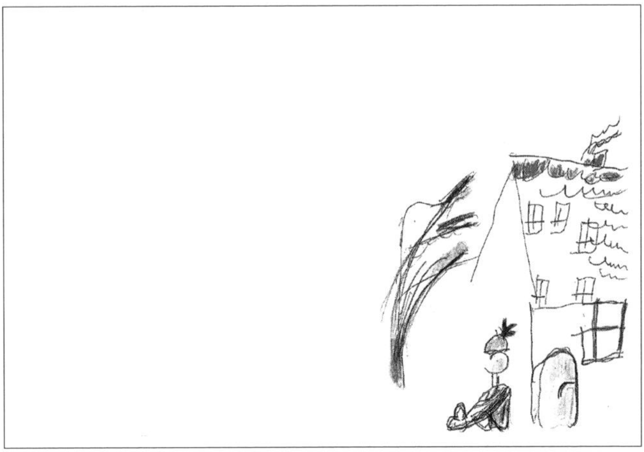

Einzelne Objekte der Zeichnung sind nur halb dargestellt oder die linke Seite des Bildes fehlt sogar vollständig. In dem dargestellten Bild ist eine deutliche Seitendifferenz des Hauses und des Baumes, aber auch der Person zu erkennen. Das Bild wurde in die rechte untere Ecke des Blattes gemalt.

6 Begleitstörungen

Patienten, die unter Neglect leiden, weisen häufig auch noch weitere Begleitstörungen auf. Die häufigsten möglichen Begleiterscheinungen sind im folgenden Feld kurz aufgeführt und anschließend beschrieben.

- Aufmerksamkeitsstörungen
- Mangelnde Krankheitseinsicht
- Halbseitenlähmung (Hemiparese/Hemiplegie)
- Störungen der Körperhaltung (Posturale Imbalace)
- Aktives Drücken zur gelähmten Seite (Pusher-Syndrom)
- Gesichtsfeldausfall (Hemianopsie)
- Lese- und Schreibstörungen (Neglectdyslexie)
- Störungen der Raumwahrnehmung
- Auffälligkeiten bei der Zeitwahrnehmung
- Psychosoziale Beeinträchtigungen

6.1 Aufmerksamkeitsstörungen

Aufmerksamkeit – eine grundlegende Fähigkeit

Viele Alltagsleistungen, die wir Tag für Tag erbringen, benötigen unsere Aufmerksamkeit. Mal sind wir uns darüber bewusst, z. B. wenn eine Aufgabe es erfordert, sehr konzentriert zu sein, mal empfinden wir keine Anstrengung dabei, unsere Aufmerksamkeit gleichzeitig zwei Dingen zuzuwenden, wie beim Ankleiden und gleichzeitigem Sprechen. Sehr bewusst wird uns diese grundlegende Funktion meist erst dann, wenn sie beeinträchtigt ist und dies im Verhalten deutlich wird.

„Es war ganz auffällig bei meinem Mann nach dem Schlaganfall, dass er mittags nach drei Therapien schon fertig war. Am Abend war er immer unheimlich müde, ... die Nacht hat gar nicht zum Ausschlafen gereicht."

Viele Alltagshandlungen erfordern Aufmerksamkeit!

Viele Alltagshandlungen sind ohne Aufmerksamkeit nur eingeschränkt oder gar nicht zu bewältigen – auch wenn uns dies selbst meist nicht bewusst ist. Beispiele sind Tätigkeiten wie das Kochen oder das Reparieren von Gegenständen oder wenn man sich zu erinnern versucht, wo man den Schlüssel hingelegt hat, als man nach Hause gekommen ist. Neben Gedächtnisleistungen, Problemlösefähigkeiten, der Wahrnehmung von Objekten sowie dem Orientieren und Fortbewegen im Raum sind hierbei Aufmerksamkeitsleistungen grundlegend. Für Patienten mit Neglect gilt dies ebenso: der Neglect wird durch Aufmerksamkeitsprobleme deutlich verstärkt, etwa durch die rasche Ermüdbarkeit des Patienten. Anders ausgedrückt:

Aufmerksamkeitsstörungen verstärken den Neglect

Aufmerksamkeitsstörungen beeinflussen den Neglect erheblich.

Aufmerksamkeitsbezogene Symptome nach einem Schlaganfall können sich z. B. in einer raschen Ermüdbarkeit und einem gesteigerten Schlafbedürfnis zeigen. Der Patient erscheint antriebslos und in seiner Sprache und seinen Bewegungen verlangsamt. Die Betroffenen sind häufig leicht ablenkbar und können ihre Aufmerksamkeit nur sehr schwer oder gar nicht auf mehrere Dinge gleichzeitig oder abwechselnd richten. Ebenso bereitet es ihnen große Mühe, ihre Aufmerksamkeit über einen längeren Zeitraum aufrecht zu erhalten, etwa in Gesprächen.

Es gibt verschiedene Arten von Aufmerksamkeit

Folgende Box gibt einen Überblick über verschiedene Arten von Aufmerksamkeitsleistungen und ihre wichtigsten Elemente sowie ihre Bedeutung für den Alltag.

Aufmerksamkeitsleistung	Beschreibung	Alltagsbeispiel
Selektive Aufmerksamkeit	Die Fähigkeit, sich auf einen relevanten Reiz zu konzentrieren und andere unwichtige Reize zu ignorieren.	*Suchen und Finden des richtigen Wegweisers zur U-/S-Bahn während der Hauptverkehrszeit.*
Daueraufmerksamkeit (Belastbarkeit)	Eine Tätigkeit über einen längeren Zeitraum ausüben können.	*Im Kaufhaus einen längeren Einkauf mit Rückweg bewältigen.*
Geteilte Aufmerksamkeit	Die Fähigkeit, zwei Handlungen gleichzeitig korrekt auszuführen.	*Essen kochen und sich gleichzeitig unterhalten.*

6.2 Mangelnde Krankheitseinsicht
Unawareness/Anosognosie

Neglectpatienten haben fast immer auch eine Störung der Krankheitseinsicht, die auch als Unawareness oder Anosognosie bezeichnet wird. Darunter versteht man die Unfähigkeit eines Patienten, Beeinträchtigungen, die sich als Folge einer Hirnschädigung zeigen, an sich selbst wahrzunehmen sowie die sich daraus ergebenden Konsequenzen realistisch einzuschätzen. Auf Außenstehende kann das Verhalten des Betroffenen daher manchmal wie Trotz, Sturheit oder auch Gleichgültigkeit oder Dummheit wirken.

Oft fehlt die Einsicht in die eigene Krankheit

„... das war oft das Schwierigste, dass meine Frau immer nicht wahrhaben wollte, wenn sie etwas übersehen hat. Sie wurde dann richtig sauer, wenn ich ihr das gesagt habe."

Nichts von all dem ist jedoch der Fall! Denn der Betroffene weiß vor allem in den ersten Wochen der Krankheit nichts über seine Störungen. Diese mangelnde Krankheitseinsicht kann alle Bereiche betreffen: vom Nichtwahrnehmen des eigenen gelähmten Beines/Armes, über falsche Erklärungen bezüglich des Krankenhausaufenthaltes wie „ich bin hier nur zur Blutdruckkontrolle!" bis hin zu oft unrealistischen Zukunftsplänen:

Mangelnde Einsicht ist eine Krankheit – keine Dummheit!

... unrealistische Ziele

„In zwei Wochen werde ich entlassen und dann fahre ich wieder mit meinem Auto zum Skifahren in die Berge!"

Die fehlende Krankheitseinsicht betrifft somit alle Lebensbereiche des Patienten, sowohl in der Rehabilitation als auch bei der Integration in das „frühere" Alltags- und Berufsleben.

... betrifft alle Lebensbereiche

Was den Umgang mit dem betroffenen Patienten für alle Personen so schwierig macht und auch die erfolgreiche Rehabilitation erschwert ist die Tatsache, dass der Patient selbst der festen Meinung ist, er habe keinerlei Beeinträchtigungen. Ohne Einsicht ist jedoch auch die Motivation zur Behandlung gering, was die Behandlung erschwert und auch zu Spannungen und Belastungen im familiären Umfeld führt.

Mangelnde Einsicht erschwert die Rehabilitation!

Obwohl der Patient glaubt, gar keine Beeinträchtigungen zu haben, wird er häufig mit Alltagsproblemen konfrontiert z.B. dass er gegen Tische läuft, mit einer Person zusammenstößt, eine Tasse übersieht oder umwirft, oder dass sein gelähmter Arm in die Speichen des Rollstuhles hängt. Wenn man ihn darauf hinweist, reagiert er typischerweise erstaunt auf die Rückmeldungen seiner Umwelt. Darüber hinaus bleibt aber eine Änderung seines Verhaltens aus. Befragt man ihn zu Ursachen seines Verhaltens, so „erfindet" er Erklärungen, die ausschließlich mit seiner Umwelt zu tun haben, nicht aber mit ihm selbst. Solche wiederholten Erfahrungen und Konfrontationen aus der Umwelt können beim Patienten zu angespannten und genervten Reaktionen führen und teils aggressives Verhalten auslösen. Besonders für die Angehörigen ist es manchmal schwierig, im Umgang mit jemandem, der seine krankheitsbedingten Probleme nicht einsieht oder sie für bedeutungslos erachtet, den richtigen „Ton" zu finden.

Patienten „erfinden" Erklärungen

Häufig kommt es zu Konflikten

In der folgenden Box ist ein Interview eines Therapeuten mit einem Patienten, bei dem ein Gesichtsfeldausfall und Neglect links vorliegt, wiedergegeben. Es wird deutlich, wie Patienten mit Neglect, die auf ihre Störungen angesprochen werden und keine angemessene Krankheitseinsicht zeigen, mit Entschuldigungen und Rationalisierungen ihres Verhaltens reagieren.

Th.: Haben Sie irgendwelche Veränderungen im Sehen seit Ihrer Erkrankung bemerkt?
Pat.: Nein, nicht dass ich wüsste. Oder doch, die Brille stimmt irgendwie nicht mehr.
Th.: Haben Sie irgendwelche Veränderungen im Lesen bemerkt?
Pat.: Nein, eigentlich nicht.
Th.: Lassen Sie manchmal Worte auf einer Seite aus, wenn Sie etwas Lesen?
Pat.: Ist mir noch nicht aufgefallen.
Th.: Haben Sie festgestellt, dass Sie auf einer Seite schlechter sehen, zum Beispiel auf der linken Seite?
Pat.: Das linke Auge ist in Ordnung.
Th.: Stoßen Sie manchmal an Hindernisse auf einer Seite an oder übersehen Sie Personen auf einer Seite häufiger als früher?
Pat.: Ja, ich stoße manchmal an, das stimmt. Aber das liegt auch daran, dass hier so viele Leute unterwegs sind und die Leute so rücksichtslos sind.

Th.: Wie ist die Orientierung draußen?
Pat.: Alles was ich finden will, finde ich auch.

In dem Beispiel bezieht sich die mangelnde Krankheitseinsicht auf die Vernachlässigung der linken Seite. Sie kann aber auch alle anderen zuvor schon geschilderten Probleme im Rahmen eines Neglects betreffen. Der gelähmte Arm kann dabei so erlebt werden, als gehöre er nicht zum eigenen Körper. In der Folge kann es dazu kommen, dass der Arm vom Patienten sogar beschimpft und von ihm geschlagen wird. Auch vorhandene Aufmerksamkeitsstörungen werden von manchen Patienten nicht wahrgenommen. Dadurch wird die eigene Belastbarkeit überschätzt. In der Folge werden Anforderungen unterschätzt und es kann leicht zur Überforderung oder zu Unfällen kommen.

„Das ist doch nicht mein Arm!"

Überforderung kann zu Unfällen führen

Zeigen Patienten während der ersten Wochen meist gar keine Einsicht, was häufig in Bezug auf Gesichtsfeldausfälle oder eine Lähmung vorkommt, so beginnen manche Neglectpatienten nach der Akutphase ansatzweise und in bestimmten Situationen zu realisieren, dass sich etwas Wesentliches geändert hat. So geben sie etwa an, nicht mehr so gut auf einer Seite zu sehen, indem sie beispielsweise sagen: „Irgend etwas stimmt mit meinem linken Auge nicht mehr." Oder sie sagen, dass sie den Arm nicht mehr bewegen könnten. Dies zeigt, dass sich das Problem der fehlenden Krankheitseinsicht langsam über die Zeit verändern kann. Diese Entwicklung kann sich erstrecken vom völligen Leugnen der eigenen Beschwerden bis hin zur angemessenen Einsicht in bestehende körperliche (Lähmung) oder geistige (Aufmerksamkeitsproblem) Beeinträchtigungen. Dies wird am folgenden Phasenmodell verdeutlicht. Die Übergänge zwischen den vier dargestellten Phasen der Krankheitseinsicht sind fließend. Patienten sind aber nicht immer nur einer Phase zuzuordnen.

… langsam wächst die Einsicht …

Krankheitseinsicht ist ein Prozess

Manchmal pendeln Patienten zwischen zwei Phasen oder sie realisieren manche Probleme schon besser (etwa Sehprobleme), andere dagegen noch gar nicht (etwa motorische Probleme). Manche durchlaufen alle Phasen bis zur Letzten, bei anderen verharrt die Entwicklung bereits zuvor.

Patient, 55 Jahre, früher Allgemeinmediziner:

„Als Arzt hatte ich immer wieder Patienten mit Neglect, konnte mir aber nie vorstellen, wie so was möglich ist. Ich weiß genau, wo das Problem liegt, weiß, dass ich die Aufmerksamkeit nach links wenden muss, kann es aber im Alltag nicht umsetzen."

Phasen der Krankheitseinsicht

Nachfolgende Übersicht gibt einen Einblick in die Phasen der Krankheitseinsicht, verdeutlicht durch konkrete Alltagsbeispiele. Die abgebildeten Phasen folgen ungefähr dem Zeitverlauf seit dem Erkrankungsbeginn. Eine genaue Bestimmung des zeitlichen Ablaufs ist aber nicht möglich.

Globaler Mangel an Einsicht	Informelle Einsicht	Auftauchende Einsicht	Vorausschauende Einsicht
Nichtwahrnehmen oder Leugnen der Störung. Der Patient reagiert überrascht, wenn man ihm seine geleugneten Einschränkungen demonstriert.	Der Patient kann über seine Einschränkungen berichten. Er reagiert jedoch nicht darauf, wenn man ihm seine Defizite demonstriert.	Ein Defizit wird im Moment eines Versagens wahrgenommen. Dies hat jedoch keine weiteren Konsequenzen.	Der Patient weiß um das Defizit und berücksichtigt es im Alltag entsprechend. Er erwägt die Konsequenzen und deren Auswirkungen für sich.
„Ich stoße nicht an und finde mich auch gut in der Stadt zurecht!" *Der Patient stößt an Personen an und erklärt: „Daran sind die anderen Leute schuld, die passen nicht auf. Da stößt jeder an."*	*„Meine Therapeutin sagt immer, ich habe einen Neglect."* *Auf der Straße stößt der Patient mit einem Radfahrer zusammen, der von links kommt, den er jedoch nicht bemerkt hat.*	*„Jetzt habe ich das Schild zum Bahnhof nicht gesehen, weil ich nur auf der rechten Seite gesucht habe!"* *Es ist aber links gewesen.*	*„Ich vergesse manchmal, meinen linken Arm zu benutzen. Der kommt dann manchmal in die Speichen des Rollstuhls.* *Bitte sagen Sie mir, wenn das wieder passiert, damit der Arm nicht in die Speichen kommt!"*

→ Verstrichene Zeit seit der Erkrankung

6.3 Halbseitenlähmung Hemiparese/Hemiplegie

Lähmungen

Alle Bewegungen, die wir ausführen, werden vom Gehirn gesteuert. Von hier werden ständig sensible Informationen über die Gelenksstellungen (wie steht mein Bein?) oder Oberflächenbeschaffenheiten (auf welchem Untergrund stehe ich?) eingeholt. Aufbauend auf diesen Informationen werden die nachfolgenden Bewegungsabläufe geplant. Kommt es nun zu einer Schädigung einer Gehirnhälfte, kann diese Steuerung für die gegenüberliegende (kontraläsionale) Körperhälfte ausfallen. Es kommt zu einer Halbseitenlähmung (Hemiparese oder Hemiplegie). Hierbei fällt die Steuerung für die Haltung/Motorik für eine Körperseite aus. Zusätzlich kann auch die Sensibilität betroffen sein. Folge ist der Verlust der willkürlichen Bewegungsfähigkeit.

6.4 Störungen der Körperhaltung Posturale Imbalance

Von einer sog. posturalen Imbalance sind in der Akutphase mindestens 50 % aller Patienten mit einer Halbseitenlähmung infolge der Schädigung einer Hälfte des Gehirns betroffen. Sie neigen dazu, ihr gesundes Bein mehr und das gelähmte Bein weniger zu belasten. Insbesondere wenn sich die Schädigung auf der rechten Gehirnseite befindet und die Lähmung auf der linken, findet sich dieses Störungsbild häufig. Deshalb sind viele Neglectpatienten betroffen. Auffällig ist bei dieser Störung der Körperhaltung, dass der Standschwerpunkt des Patienten zur gesunden Seite hin verschoben ist, also hin zum Ort der Hirnschädigung. Diese Patienten sitzen oder stehen oft schief. Manche dieser Körperhaltungen sind sehr instabil.

instabile Körperhaltung …

… erhöhtes Unfallrisiko

Gerade Neglectpatienten mit einer solchen Symptomatik sind besonders unfallgefährdet. Wegen dieser Gleichgewichtsprobleme kann es leicht zu Stürzen kommen. Außerdem benötigen sie in der Regel mehr Zeit als Patienten mit gleich ausgeprägter Halbseitenlähmung ohne Neglect, um in der Physio- und Ergotherapie Verbesserungen im Gehen und Greifen zu erzielen. Dies liegt

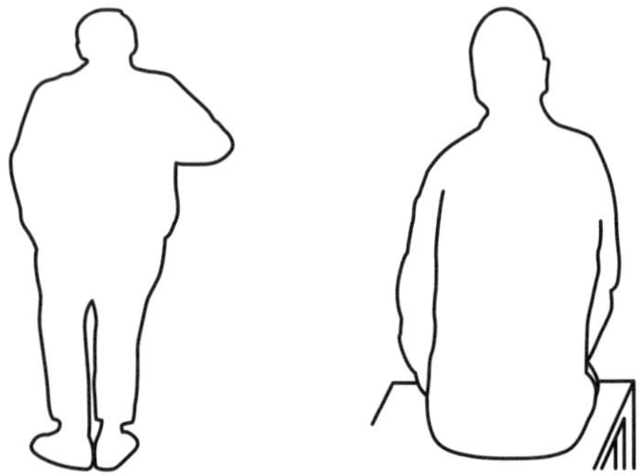

einerseits am spontanen Nichtbeachten der betroffenen Seite, so dass sie für alle Bewegungen viel mehr Aufmerksamkeit und Konzentration aufbringen müssen. Andererseits wird oft das vernachlässigte Bein kaum beachtet und benutzt. In der Therapie wird versucht, dies zu verändern, um Stehen und Gehen zu verbessern.

6.5 Das aktive Drücken des Körpers zur gelähmten Seite
Pusher-Syndrom

Etwa 10 % der Schlaganfallpatienten mit einer Halbseitenlähmung zeigen das Pusher-Syndrom. Hierbei drücken (engl. to push) sich die Betroffenen aktiv mit dem nicht gelähmten Arm oder Bein zur gelähmten Körperseite hin; weg von der Seite der Hirnschädigung – im Gegensatz zur Posturalen Imbalance. Die Gefahr, das Gleichgewicht zu verlieren und zur gelähmte Seite hin zu stürzen, ist stark erhöht. Manchmal stürzen diese Patienten auch zur gelähmten Seite, wenn man sie nicht rechtzeitig stützt. Versucht man, etwa in der Krankengymnastik, die schräge Körperhaltung von außen durch Aufrichten des Körpers zu korrigieren, drückt der Patient massiv dagegen. Dieses aktive Wegdrücken zeigt sich besonders deutlich im Stehen und Sitzen. Die intakte Körperseite erscheint dagegen überaktiv. Von Pusher-Symptomatik Betroffene neigen dazu, mit der überaktiven Seite anzustoßen und sich überall festzuhalten, z. B. am Mobiliar oder an Pflegenden. Selbst wenn der Patient liegt, meist eingerollt wie

Das Pusher-Syndrom erhöht die Unfallgefahr

… halten sich überall fest …

ein großes C, versucht er sich festzuhalten. Dabei ist der Kopf häufig angehoben statt auf dem Kissen abgelegt.

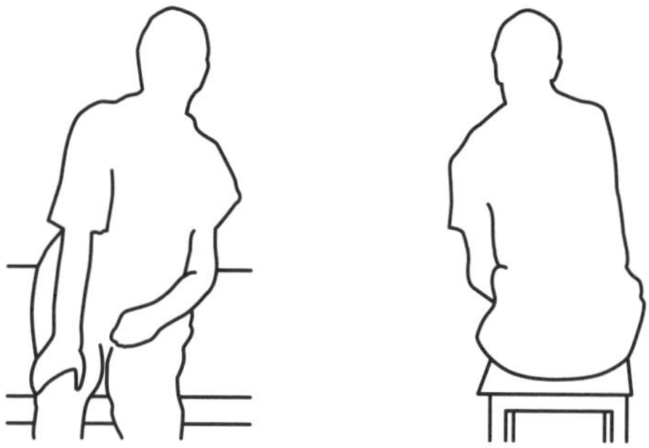

Untersuchungen konnten zeigen, dass Patienten mit Pusher-Syndrom selbst ihren Körper dann als „aufrecht" empfinden, wenn er objektiv zur nicht gelähmten Seite gekippt ist. Um also das Gefühl zu haben, „aufrecht" im Raum zu sein, drücken sich die Patienten im Sitzen, Gehen, Stehen und Liegen nach links.

Der Raum erscheint gekippt – und wird durch die Haltung „korrigiert"

6.6 Gesichtsfeldausfall
Hemianopsie

Als Gesichtsfeld wird der gesamte Bereich dessen bezeichnet, was wir sehen können, während die Augen unbewegt einen Punkt fixieren. Am Rand unseres Gesichtsfeldes können wir nur noch bewegte Objekte wahrnehmen, aber keine Details mehr erkennen. Die Gesichtsfelder beider Augen überschneiden sich in der Mitte.

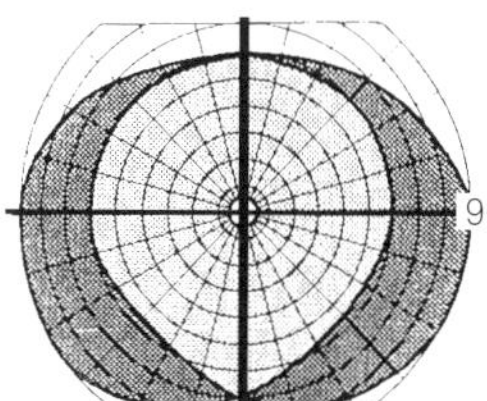

Normales Gesichtsfeld. Hellgrau: der birnenförmige Bereich markiert den Bereich, in dem beide Augen sehen. Dunkel: diesen Teil sieht jeweils nur ein Auge.

Gesichtsfeldausfall als Folge eines Schlaganfalls

Nach einem Schlaganfall im Bereich der Sehbahn oder Gebieten der Hirnrinde, die für die Verarbeitung des gesehenen wichtig sind, kann es zu Gesichtsfeldausfällen (Skotome) kommen. Dies bedeutet, dass die Patienten in bestimmten Bereichen ihres Gesichtsfeldes nichts mehr sehen.

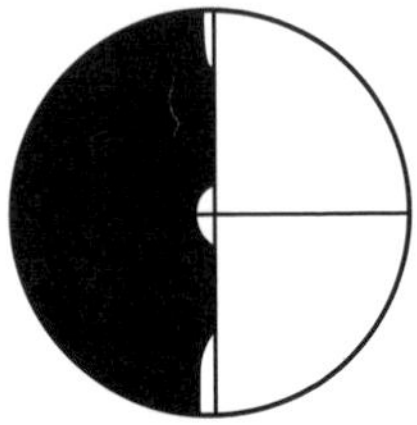

Beispiel für den Ausfall des kompletten linken Gesichtsfelds (schwarz = blinder Gesichtsfeldbereich).

Auch beim Sehen ist die Verarbeitung im Gehirn gekreuzt. Das bedeutet, dass Ausfälle im linken Gesichtsfeld auf Schädigungen in der rechten Gehirnhälfte zurückgehen und umgekehrt.

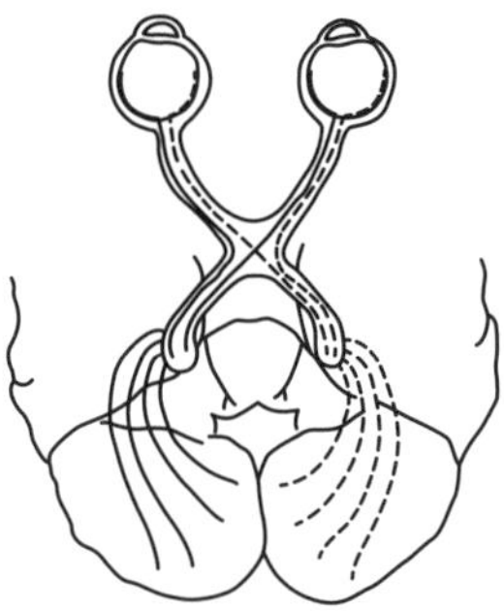

Eine Sehstörung mit gravierenden Auswirkungen auf den Alltag

Als Folge dieser Sehbeeinträchtigung haben diese Patienten häufig Probleme beim Lesen, haben einen verminderten Überblick, sind beeinträchtigt beim Fernsehen, sie übersehen Personen oder stoßen an Hindernisse an. Durch ihre eingeschränkte Wahrnehmung sind sie insbesondere im Straßenverkehr einer erhöhten Gefahr ausgesetzt, in Unfälle verwickelt zu werden.

Verschiedene Bereiche des Gesichtsfeldes können betroffen sein, ganz in Abhängigkeit davon, wo die Nervenfasern des Sehnervs geschädigt wurden.

Etwa ⅔ aller Neglectpatienten haben zusätzlich noch eine Einschränkung ihres Gesichtsfeldes. Es handelt sich dabei um eine neurologische Störung. Die Augen selbst sind gesund.

6.7 Lese- und Schreibstörungen
Neglectdyslexie

Lesen ist problematisch

Der Neglect betrifft auch oft das Lesen (Neglectdyslexie). Betroffene Patienten haben Schwierigkeiten damit, den linken Zeilenanfang zu finden und somit einen Satz vollständig zu lesen. Von zusammengesetzten Wörtern wie z. B. „Schwimmbad“ wird häufig nur der rechte Teil wahrgenommen. Der Patient liest also nur „bad“. Werden ganze Satzteile oder Wörter aber nur „halb“ gelesen, erschließt sich der Sinn nicht mehr. Der Betroffene erlebt, sofern er sich seiner Störung bewusst ist, permanente Frustrationen und meidet es, Zeitungen oder Bücher zu lesen. Gespräche über Neuigkeiten oder Nachrichten aus Zeitungen oder Büchern finden kaum noch statt, wodurch die Teilnahme am sozialen Leben eingeschränkt werden kann. Zusätzliche Belastungen sind die Folge.

Ein Beispiel veranschaulicht, wie sich ein Neglect auf die Lesefähigkeit auswirken kann. Hierbei wurden die in grauer Farbe gedruckten Wörter von einem Patienten nicht gelesen.

> GANZE WELT
>
> **Die Welt besteht aus einer linken und rechten Hälfte.**
> Betrachtet man nur **die rechte Seite der beiden Hälften,**
> so fällt **die** eine linke **Hälfte der Wirklichkeit hinweg.**
>
> Autos fehlt **dann der Kofferraum, einem Pferd fehlen**
> die hinteren beiden Beine, **dem Spiegelbild fehlt ein Ohr,**
> der linke Arm hält sich versteckt, **die linke Hälfte des**
> Raumes **versinkt im Nichts.**
>
> Daher gilt: Wer **alles sehen will** und **neugierig ist, der**
> muss seine Augen **auch nach links wenden.**
> Vielleicht stehen da **ja seine Enkelkinder.**

... ebenso das Schreiben

Aber nicht nur Lesen kann Patienten mit Neglect Schwierigkeiten bereiten. Auch das Schreiben z.B. eines Einkaufzettels fällt schwer. Wie man in der folgenden Abbildung sieht, wird nur der rechte obere Bereich des Zettels genutzt und die einzukaufenden Dinge (Buttermilch, Käse, Brot, Nudeln, Wurst, Wasser und Zeitung) werden unsystematisch, teils ineinander geschrieben.

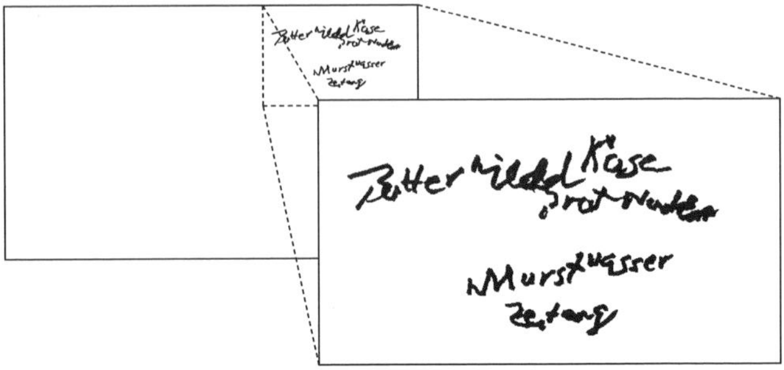

6.8 Störung der Raumwahrnehmung: Wahrnehmung von (Neigungs-) Winkeln, Abständen, der Mitte, Längen

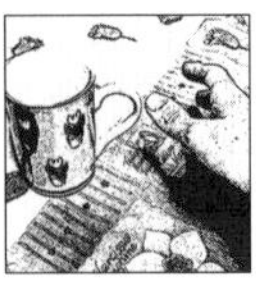

Der Neglect beeinträchtigt auch oft die räumliche Wahrnehmung. Die auffälligsten räumlichen Symptome von Neglectpatienten sind meist durch räumliche Alltagsprobleme charakterisiert, wie: Übersehen von Personen, Anstoßen an Stühle, oder das Vorbeigreifen an einer Tasse. Für Neglectpatienten scheinen andere räumliche Begrenzungen zu existieren als für Außenstehende. Sie vernachlässigen Teile ihrer Umwelt und Bereiche an sich selbst, weil sie ihnen zu wenig Aufmerksamkeit zuwenden.

Störungen der Raumwahrnehmung beschreiben hingegen ganz grundlegende Wahrnehmungsleistungen. Zu ihnen gehören das Abschätzen von Winkeln sowie das Einschätzen von Entfernungen oder von Geschwindigkeit. Also ganz wesentliche Eigenschaften, die man tagtäglich benötigt, um sich in seiner Umwelt zurechtzufinden. Etwa beim Greifen nach einem Gegenstand, beim Ablesen einer analogen Uhr, beim Eingießen eines Getränkes in ein Glas, beim Überqueren der Straße oder beim Autofahren.

6.9 Auffälligkeiten in der Zeitwahrnehmung

Probleme in der zeitlichen Orientierung

Störungen in der Zeitwahrnehmung können ähnlich wie andere Wahrnehmungsstörungen nach einer Hirnschädigung auftreten. Dies betrifft nicht nur das Ablesen der Uhrzeit. Nicht selten ist zu beobachten, dass Patienten mit neurologischen Schädigungen manchmal für alltägliche Handlungen wie Waschen oder Essen entweder unangemessen wenig oder viel Zeit einplanen. Oder dass sie nach zehn Minuten Therapiesitzung angeben, es sei bereits eine ganze Stunde vergangen. Andere Patienten verlangen wiederum um 12 Uhr mittags nach ihrem Frühstück, obwohl ihre Gedächtnisfähigkeit nicht derart eingeschränkt ist, dass sie bereits „vergessen" hätten, gefrühstückt zu haben. Es können verschiedene Teilaspekte der Zeitwahrnehmung betroffen sein.

Teilaspekte der Zeitwahrnehmung

Das subjektive Zeitempfinden

„Wie viel Zeit ist seit dem Frühstück vergangen?": In dieser Leistung scheinen insbesondere Patienten mit ausgedehnten rechtshemisphärischen Schädigungen beeinträchtigt zu sein. Die Zeit kann subjektiv schneller oder langsamer vergehen.

Das Einschätzen von Zeitbedarf für bestimmte Handlungen

„Wie lange brauche ich von meinem Zimmer bis zur Cafeteria?" Diese Leistung kann bei links- und rechtshemisphärischen Schädigungen des Gehirns gleichermaßen beeinträchtigt sein.

Die zeitlich-räumliche Orientierung

„Ist heute Mittwoch? Wo bin ich gerade?" Hier können die unterschiedlichsten Arten von Hirnschädigungen zu Beeinträchtigungen führen.

Zeit und Raum

Da Zeit und Raum die wichtigsten Dimensionen unseres Daseins sind, an denen wir uns orientieren und in denen wir uns „bewegen", ist es nicht überraschend, dass Patienten mit räumlichen Störungen auch zeitliche Wahrnehmungsdefizite aufweisen können. Da beide Dimensionen nicht unabhängig voneinander sind, können die Probleme in dem einen Bereich die im anderen Bereich verstärken. Ein Beispiel: Probleme im Ablesen der Uhrzeit anhand der Zeigerstellung einer analogen Uhr können bereits vorhandene Schwierigkeiten im subjektiven Zeitempfinden zusätzlich verstärken.

6.10 Psychosoziale Beeinträchtigungen

... als Folge des Schlaganfalls

Manche Folgen eines Schlaganfalls sind offensichtlich: etwa eine Halbseitenlähmung oder Sprachstörungen. Andere Störungen sind hingegen weniger offensichtlich, wie Gedächtnis- oder Konzentrationsschwierigkeiten oder ein Neglect und mangelnde Krankheitseinsicht. Hier zeigen sich die Beeinträchtigungen überwiegend indirekt in der Interaktion mit der Umwelt und bei ganz bestimmten Alltagsaktivitäten. Wieder andere Beeinträchtigungen aufgrund des Schlaganfalls treten erst in zwischenmenschlichen Beziehungen und im direkten Kontakt zum Vorschein, die vor allem Angehörige häufig am deutlichsten wahrnehmen.

Konflikte in zwischenmenschlichen Beziehungen

Manche Patienten scheinen das Gespür für den angemessenen Umgang mit anderen Menschen verloren zu haben.

„In den ersten Monaten nach dem Klinikaufenthalt war mein Mann irgendwie komisch, so im Verhalten. Er hat die Leute, mit denen er geschwätzt hat, oft nicht angeschaut, obwohl sie direkt vor ihm saßen. Manchmal ist er denen auch zu nah auf die „Pelle gerückt", das fanden die komisch. Früher (vor dem Schlaganfall) hat er das nie gemacht."

Emotionen, Gefühlsausdruck, Antrieb und Verhalten sind verändert

So kann es vorkommen, dass der Patient gleichgültiger erscheint als vor dem Schlaganfall, dass er seine Emotionen kaum kontrollieren kann (verminderte Impulskontrolle) und in seinem Gefühlsausdruck sehr wechselhaft oder unangemessen reagiert. Manche Patienten sehen bei Gesprächen am Gesprächspartner vorbei, oder starren einen Punkt an. Dies kann zu Missverständnissen führen, weil der Patient bestimmte Signale bei anderen nicht mehr deuten kann: den Körperausdruck (schlaff, angespannt), die Mimik (traurig, ärgerlich) oder auch die Betonung von Sätzen, die wichtig für das Verständnis sein kann (Humor, Ironie, Fragen). Manche Patienten scheinen das Gespür für den

Missverständnisse

angemessenen (physischen) Abstand zu anderen Menschen verloren zu haben. Einige wirken vielleicht distanzlos und aufdringlich, andere scheinen eher zurückgezogen, ängstlich oder unnahbar. Nicht bei allen Neglectpatienten müssen die oben beschriebenen Symptome vorkommen. Je nachdem, welche Gehirnregionen verletzt sind, zeigen sich leichtere oder schwerere Auswirkungen auf das Erleben und Verhalten des Patienten und eine Veränderung seines Charakters.

... als Folge der veränderten Lebensbedingungen

Unabhängig von solchen organisch bedingten psychosozialen Beeinträchtigungen können auch als direkte Folge der veränderten Lebensbedingungen, die ein Schlaganfall für die ganze Familie des Patienten nach sich zieht, emotionale Probleme und Belastungen auftreten. Ein Schlaganfall reißt jede Familie zunächst aus dem gewohnten Lebensalltag. Die daraus resultierenden Belastungen wie die Auseinandersetzung mit einer plötzlichen, chronischen Schwerbehinderung eines Familienteils, der Ungewissheit über dessen Genesung oder mögliche finanzielle Schwierigkeiten durch den Verlust des Arbeitsplatzes haben gravierende Auswirkungen auf alle Beteiligten. Es leidet immer auch die Familie des Patienten unter den Folgen des Schlaganfalls, und es muss sich immer auch die ganze Familie den neuen Lebensbedingungen anpassen.

Die ganze Familie ist betroffen!

Häufig entwickeln sich bei Betroffenen psychische bzw. psychosomatische Symptome: Ängste, Depressionen, Schlafstörungen, Appetitlosigkeit sowie sozialer Rückzug oder aggressives Verhalten können Reaktionen auf die belastende Situation sein. Eine Anpassung an die neuen Lebensbedingungen nach dem Schlaganfall findet meist nur sehr langsam statt, und nicht jeder kann sich darauf einstellen, so dass für manche eine Trennung unumgänglich erscheint. Andere arrangieren sich und begleiten den Patienten über den gesamten Klinikaufenthalt wieder in sein „altes“ Leben. Hier müssen neue Herausforderungen bewältigt werden. Zunächst werden alle Betroffenen lernen müssen, bestimmte Einschränkungen zu akzeptieren und an anderen Problembereichen geduldig durch Therapie und Training langfristig zu arbeiten. Trotz sichtbarer Fortschritte, die im Laufe der Zeit immer deutlicher werden, gehören Rückschritte hierbei genauso dazu wie Phasen längerer Stagnation.

Psychische und psychosomatische Symptome – bei Patienten und Angehörigen!

Neue Lebensbedingungen

Neue Herausforderungen

Auch Rückschritte gehören zur Rehabilitation

Angehörige eines Neglectpatienten, zwei Jahre nach dem Schlaganfall:

„Zu Hause kommt er gut zurecht, aber in unbekannten Gegenden, wenn viele Eindrücke auf ihn einströmen, dann muss man ihn immer wieder auf die linke Seite hinweisen; z. B. in Gastwirtschaften findet er die Toiletten häufig nicht, weil er immer nur rechts sucht, oder er findet nicht mehr zurück. Wenn er dann alleine weggeht, bin ich ständig in Aufregung! Wenn ich aber immer mitgehe, fühlt er sich bevormundet und wird ärgerlich. Er sagt dann: „ich komm schon zurecht, du behandelst mich wie ein Kind." Vielleicht muss ich ihm einfach auch mal mehr zutrauen und loslassen."

Hilfe einfordern und annehmen!

Das Einholen von Informationen über Angebote verschiedener Berufsgruppen zur Behandlung der schlaganfallbedingten Störungen und zur eigenen Unterstützung bei der Begleitung des betroffenen Patienten ist ein erster wichtiger Schritt zur Entlastung – dem ein zweiter Schritt folgen muss: das Einfordern und Annehmen von Hilfe!

Exkurs: Krankheitsverarbeitung

Ein Lernprozess, der Zeit benötigt

Der Prozess, in dem man lernt, sich aktiv mit einer Krankheit auseinander zu setzen, kann sehr viel Zeit in Anspruch nehmen. Er wird als Krankheitsverarbeitung bezeichnet. Hierunter sind sowohl die gedankliche Beschäftigung als auch das emotionale Erleben und Verhalten zusammengefasst. Dieser Prozess betrifft in erster Linie den Patienten, kann aber auch, bei Angehörigen stark ausgeprägt sein, denn auch sie sind betroffen und müssen die neuen Lebensbedingungen verarbeiten und sich ihnen anpassen.

Neue Lebensbedingungen akzeptieren

Ziel der Krankheitsverarbeitung ist einerseits der Umgang mit Beeinträchtigungen, die direkte Folge der Erkrankung sind, andererseits die Entwicklung von Akzeptanz für ein krankheitsbedingt verändertes Körper- und Selbstbild. Wichtige Bereiche sind darüber hinaus die Verarbeitung belastender Emotionen sowie die Neu- und Umstrukturierung verschiedener Lebensbereiche und des sozialen Umfeldes.

Jeder Mensch verarbeitet Krankheit ganz individuell und in Abhängigkeit von seiner Persönlichkeit, seinem sozialen

Umfeld, der Schwere der Erkrankung oder der Zufriedenheit mit dem Therapiefortschritt. Und doch zeigen sich im Verlauf bei vielen Gemeinsamkeiten. Es gibt verschiede Phasen der Verarbeitung, in der ganz spezifische Fragen und Reaktionen auf die belastende Situation auftreten.

Phasen der Verarbeitung von Krankheit

Vereinfacht kann man sich diesen Prozess in drei Phasen vorstellen. Diese laufen nicht notwendigerweise aufeinander folgend ab. Sie können sich auch wiederholen oder übersprungen werden:

Die Krankenrolle

Zu Beginn der Erkrankung wird die Tatsache der Erkrankung sowie deren Schwere langsam bewusst. Die Folgen für das eigene Leben sowie die Genesungsmöglichkeit können allerdings häufig noch nicht adäquat abgeschätzt werden. **1. Phase**

„Schlimm, dass es mich getroffen hat, aber das wird schon wieder."

Aktivismus und Abwehr

Im Laufe der Zeit und mit zunehmender Einsichtsfähigkeit kommen Zweifel an einer vollständigen Genesung auf. Die Folge sind starke emotionale Reaktionen wie Wut, Hilflosigkeit, Aggression und Trauer. **2. Phase**

„Ich glaube, ich werde nie wieder gesund! Wie soll mein Leben weiter gehen? Das hat doch alles keinen Sinn!"

Anpassung an die Realität

Im fortgeschrittenen Verlauf sollte es zu einem Erkennen und Akzeptieren bleibender Beeinträchtigungen und einer aktiven Auseinandersetzung mit den veränderten Lebensbedingungen kommen. **3. Phase**

„Was bleibt mir übrig? Ich muss lernen, mit der neuen Situation zurecht zu kommen."

... ein aktiver Prozess

Krankheitsverarbeitung ist ein emotionaler Prozess, der oft einhergeht mit schmerzlichen Erfahrungen. Trauer, Hilflosigkeit oder Depressionen sind im Verlauf der Krankheitsverarbeitung ebenso natürlich wie Wut und Aggression. Häufig kommt es auch zu Schuldgefühlen, Schuldzuweisungen oder der Verleugnung dieser Gefühle. Wichtig ist, diese Gefühle zu überwinden und eine Anpassung an die Realität zu erreichen. Diese Anpassung bedeutet aber nicht, die Hoffnung aufzugeben und sich in sein Schicksal bedingungslos zu fügen, sondern einen aktiven Umgang mit der veränderten Lebenssituation zu finden.

Wo stehen wir gerade?

Im Umgang mit dem betroffenen Patienten ist es wichtig darauf zu achten, in welchem gesundheitlichen und emotionalen Zustand er sich gerade befindet, ohne dabei die eigenen Bedürfnisse und das eigene emotionale Befinden zu vernachlässigen. Die Auseinandersetzung mit der Erkrankung ist dabei nicht nur für den Betroffenen selbst ein wichtiger Bestandteil auf dem Weg in ein möglichst selbst bestimmtes Leben, sondern auch für die gesamte Familie. Krankheitsverarbeitung ist auch Beziehungsarbeit.

Befriedigende mitmenschliche Beziehungen und Unterstützung sind wichtig für den Rehabilitationsverlauf.

Aufklärung und neue Kompetenzen

Angehörige von Patienten sind auch betroffen und häufig überfordert. Auch ihnen werden in der Rehabilitation von therapeutischer Seite Hilfsangebote gemacht. Sie reichen von der Aufklärung über typische Symptome der Erkrankung und spezifische Belastungen pflegender Angehöriger bis hin zur Vermittlung besonderer Fertigkeiten, wie etwa dem Umgang mit Behinderungen im Alltag, oder der Formulierung und Bewertung neuer Lebensperspektiven.

Neue Perspektiven

Scheuen Sie sich nicht, Hilfe in Anspruch zu nehmen.

Wie kann ich den Patienten begleiten?

Umfangreiche Tipps und Hilfen für die Begleitung des Patienten und den Umgang mit Emotionen wie Wut und Trauer gibt der Ratgeber „Rehabilitation im Alltag“ von J. Pössl und N. Mai (2002).

7 Wie wird Neglect festgestellt?

7.1 Bildgebende Verfahren

Untersuchungsverfahren

Bildgebende Verfahren werden von Ärzten durchgeführt, ausgewertet und interpretiert. Sie stehen meist am Anfang einer Diagnose und ermöglichen es, die organische Ursache des Neglects zu bestimmen. Zu den strukturellen Verfahren gehören die Computertomografie (CT) und die Magnetresonanztomografie (MRT).

CT

Bei der Computertomografie (CT) handelt es sich um ein Röntgenverfahren, mit dem Querschnittbilder erstellt werden können. Das Signal des ausgesendeten Röntgenstrahles wird in Abhängigkeit von der Dichte des Gewebes (z.B. Knochen, Blut, Fett, Haut) unterschiedlich stark abgeschwächt und auf einem Graustufenbild dargestellt.

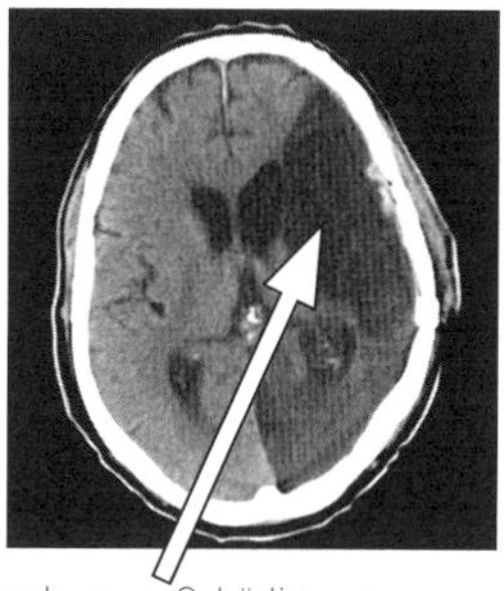

schwarz = Schädigung

MRT

Mit der Magnetresonanztomografie (MRT) können, im Gegensatz zum CT, sehr genaue Aufnahmen von einzelnen Hirnstrukturen gemacht werden. Hiermit können auch feinste Schädigungen sichtbar gemacht werden. Ort und Größe einer Hirnschädigung sind so genau bestimmbar.

7.2 Neuropsychologische Tests

7.2.1 Papier- und Bleistift-Tests

Einfache Testverfahren

Damit sind einfache Aufgaben gemeint, die mit einem Blatt Papier und einem Stift durchgeführt werden können. Sie gehören typischerweise zur neuropsychologischen Diagnostik. Patienten mit einem stark ausgeprägten Neglect weisen so offensichtliche Symptome auf, dass der Neglect allein durch eine Verhaltensbeobachtung im Alltag erfolgen kann. Manchmal ist dies jedoch zu zeitaufwändig oder ungenau, besonders wenn der Neglect nur leicht ausgeprägt ist. Deshalb finden sich in Fachkliniken und neuropsychologischen Abteilungen diverse Testverfahren, um unterschiedliche Erscheinungsformen des Neglects in seinem Ausprägungsgrad zu erfassen. Zu solchen Aufgaben gehören etwa: das Durchstreichen von Linien oder Symbolen, das Abzeichnen von Figuren, das Aufzeichnen einer Uhr aus dem Gedächtnis oder einfache Zeigeaufgaben. Eine Aufzählung, Beschreibung und Bewertung gängiger Testverfahren soll an dieser Stelle nicht stattfinden. Jedoch sollen einige Beispiele anschaulich verdeutlichen, wie die Diagnostik eines Neglects in der Neuropsychologie erfolgt.

7.2.2 Durchstreichaufgaben

… zur Erfassung der visuellen Vernachlässigung

Durchstreichaufgaben gehören zu den Tests, die wohl am häufigsten zum Einsatz kommen. Sie werden verwendet, wenn es darum geht, einen visuellen Neglect zu diagnostizieren, also eine Vernachlässigung, die das Sehen betrifft.

Durchstreichen einfacher visueller Vorlagen

Eine mögliche Aufgabe für den Patienten lautet, so schnell wie möglich alle auf einem Testblatt vorgegebenen Striche anzustreichen. Das Ergebnis dokumentiert eindrücklich die eingeschränkte Wahrnehmung des Patienten. Im folgenden Beispiel wurden sämtliche vorgegebenen Striche auf der linken Seite des Blattes vernachlässigt. Die Striche auf der rechten Seite des Blattes wurden teilweise mehrfach (perseveratorisch) angestrichen.

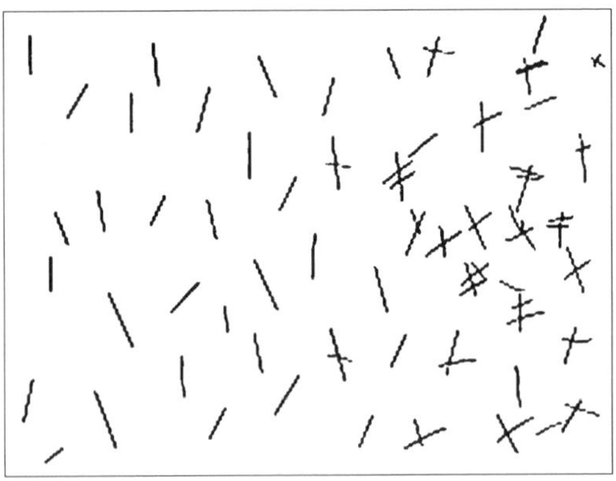

7.2.3 Zeichenaufgaben

Eine Vorlage …

Bei Zeichenaufgaben lässt man den Patienten meist eine Vorlage abzeichnen, z. B. eine geometrische Figur. Die Kopie des Patienten wird mit dem Original dahingehend verglichen, ob Teile der Figur fehlen oder falsch abgezeichnet wurden.

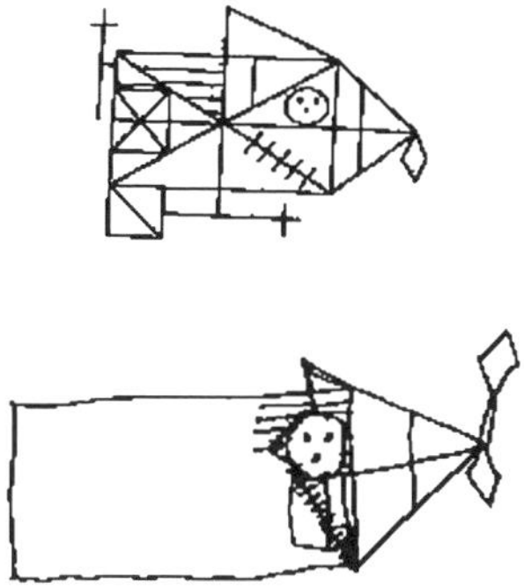

… abzeichnen

Das nachfolgende Beispiel ist das Ergebnis einer Aufgabe, bei der ein Neglectpatient eine Uhr aus seiner Erinnerung zeichnete. Hier dient als Vorlage sozusagen die eigene „Vorstellung". Diese Aufgabe wird typischerweise durchgeführt, um einen repräsentationalen Neglect zu überprüfen – die halbseitige Vernachlässigung in der Vorstellung. Bei dem abgebildeten Beispiel ist eine deutliche Asymmetrie der eingezeichneten Ziffern zu erkennen, die überwiegend auf der rechten Seite „gestaucht" erscheinen. Zudem ist die Zeichnung am äußeren rechten Rand des Blattes untergebracht.

Zeichnen aus dem Gedächtnis …

… zur Erfassung der Vernachlässigung in der Vorstellung

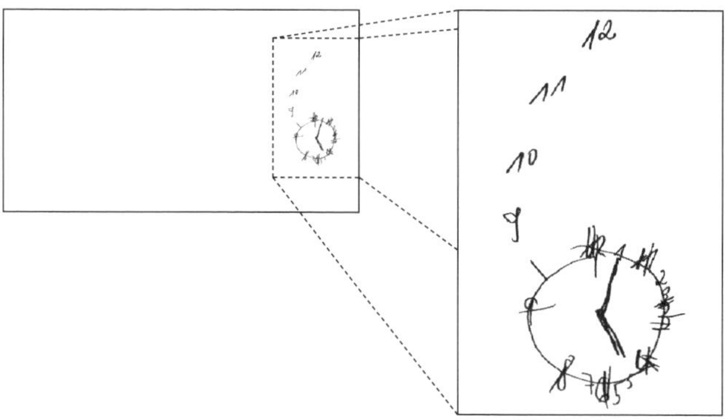

7.2.4 Linienhalbierung

Eine weitere typische Aufgabe besteht darin, eine horizontale Linie, die auf einem Blatt vorgegeben ist, so exakt wie möglich zu halbieren. Auch hieraus lassen sich Rückschlüsse auf den Ausprägungsgrad des visuellen Neglects ziehen.

In dem Beispiel ist die Mitte um 95 mm nach rechts von der wahren Mitte aus verschoben.[2] Es handelt sich demnach um einen sehr stark ausgeprägten Neglect links.

Was heißt es nun konkret, wenn ein Patient die Linien auf der linken Seite eines Blattes vernachlässigt oder eine einzelne Linie nicht in der Mitte halbieren kann oder eine Uhr aus der Vorstellung nur halb aufzeichnet?

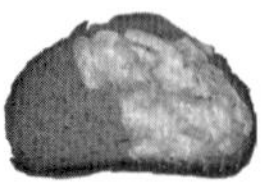

Für den Alltag kann dies bedeuten, dass er die linke Seite seiner Umgebung nicht beachtet. Mit allen Konsequenzen, die sich daraus ergeben können: dass er eine Hälfte seines Tellers nicht aufisst oder nur die Hälfte eines Brotes mit Butter bestreicht, dass er gegen Türrahmen läuft oder mit anderen Menschen oder Gegenständen zusammenstößt, sich nur unzureichend orientieren kann und sich verläuft.

7.3 Verhaltensdemonstrationen

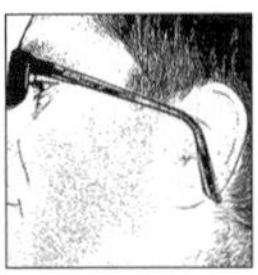

Simulation und Beobachtung von Alltagsverhalten

Andere Tests gewinnen ihre Informationen dadurch, dass bestimmte alltägliche Verhaltensweisen vom Patienten verlangt werden, aufgrund derer der Therapeut seine Diagnose stellt. Ein Beispiel: Patienten mit personalem Neglect vernachlässigen eine Seite ihres Körpers. Im Alltag werden die Symptome meist bei der Morgenhygiene deutlich: die Patienten sind nur auf einer Seite rasiert oder geschminkt. Oder aber der Bügel einer Brille sitzt nicht richtig hinter dem Ohr, vom Patienten selbst unbemerkt! Einige dieser Verhaltensweisen, z. B. rasieren, schminken oder kämmen, werden nun in der Testsituation simuliert. Der Therapeut beobachtet und bewertet das Verhalten.

2 Linie nicht maßstabsgetreu wiedergegeben

7.4 Computergestützte Tests

Manche Testverfahren werden am Computer durchgeführt. Verbreitete Verfahren finden sich hierzu insbesondere zu Aufmerksamkeitsleistungen und zur Diagnose von räumlichen Störungen sowie Gesichtsfeldausfällen.

Computer helfen bei der Diagnose

7.5 Beobachtung im Alltag/Fragebögen

Ein wichtiges Mittel neuropsychologischer Diagnostik und Therapie stellt immer auch die Verhaltensbeobachtung dar. Die Therapeuten erfahren in ihren Sitzungen allerdings nur sehr spezifische Verhaltensweisen des Patienten. Alltägliche kleinere, aber möglicherweise bedeutsame Auffälligkeiten und Hindernisse für die Patienten selbst oder die Angehörigen lassen sich aufgrund von einzelnen Begegnungen meist nur unzureichend erfassen. Aus diesem Grund kann es sinnvoll sein, mit Fragebögen zu arbeiten, die von den Angehörigen selbst bearbeitet werden. Hierdurch lassen sich weitere Informationen gewinnen, um eine am Alltag und den Bedürfnissen des Patienten ausgerichtete Therapie zu planen und durchzuführen. Verhaltensbeobachtungen auf Basis von Fragebögen können so wichtige Informationen zur Behandlung des Patienten liefern.

Beobachtung im Alltag kann die Therapie verbessern

Diagnostik, gleich welcher Art, ist immer auch Teil von Therapie und Training. So vielfältig die Teilbereiche sind, die bei einem Neglectpatienten betroffen sein können, so vielfältig sind auch die Berufsgruppen, die gemeinsam versuchen, dem Patienten zur Genesung zu verhelfen.

Verschiedene Berufsgruppen arbeiten zusammen

8 Behandlungsmöglichkeiten

Ziel ist die Verbesserung der Alltagsleistungen

Ziel aller therapeutischen Bemühungen ist die Verbesserung der Alltagsleistungen des Patienten. Der Patient soll zunehmend selbstständiger sein Leben bewältigen können.

8.1 Therapie von Neglect

… möglichst frühzeitige Stimulation

↓

Erlernen von Strategien …

↓

… und Übertrag in den Alltag

In den ersten Wochen nach dem Schlaganfall ist der Patient häufig nur sehr wenig belastbar. In dieser Zeit findet Therapie in kurzen Einheiten statt. Ziel ist, den Patienten möglichst frühzeitig mit gezielten Reizen zu stimulieren, um damit die Neglectsymptome zu vermindern und die Grundlage für eine spätere alltagsorientierte Therapie zu schaffen. Wenn der Patient in der Lage dazu ist, werden dann vermehrt Strategien erlernt, mit deren Hilfe der Patient seine Defizite kompensieren kann. Auch die Therapie von vorhandenen Begleitstörungen (z. B. räumliche Störungen, Krankheitseinsicht) findet in dieser Phase statt.

Mit zunehmender Belastbarkeit des Patienten werden diese Strategien dann immer mehr in den Alltag übertragen, bis zum direkten Üben wichtiger Alltagshandlungen: ein Obstregal mit Augenbewegungen absuchen; sich unterhalten und gleichzeitig gehen.

Ambulante Therapien

In Rehabilitationseinrichtungen wird versucht, mit Hilfe einer gezielten Diagnostik eine passgenaue Therapie für jeden Patienten zu planen und durchzuführen. Im weiteren Verlauf der Genesung und Rehabilitation wird der Patient nach Hause entlassen. Dort besteht die Möglichkeit einer ambulanten Versorgung durch verschiedene Berufsgruppen. Therapeutische Angebote finden meist in Praxen statt oder auch durch Hausbesuche des Therapeuten. Achten Sie bei der Suche nach einem geeigneten Therapeuten unbedingt darauf, dass dieser Erfahrungen in der Behandlung neurologischer Patienten hat (also vorzugsweise bei Schlaganfallpatienten). Fragen Sie ruhig danach, ob er über mindestens 1 Jahr praktische Erfahrung mit solchen Patienten verfügt. Wenn nicht, sollten Sie einen anderen Therapeuten wählen.

Zur Prognose können im *Einzelfall* keine präzisen Aussagen gemacht werden

Was die Prognose einer Genesung für den Einzelfall angeht, so können hier keine präzisen Aussagen gemacht werden. Es gibt zu viele Faktoren, die für die Genesung eine Rolle spielen. Neben der so genannten Spontanremission, einer selbstständigen Rückbildung der Symptome meist innerhalb der Akutphase, können zur Unterstützung der Genesung und somit für eine gute Prognose folgende Faktoren als günstig angenommen werden:

Bessere Prognose	Schlechtere Prognose
• kleinere Verletzung • wenige Begleitstörungen • gute Krankheitseinsicht • keine Depression • hohe Motivation • Unterstützung durch Familie und Freunde • kurz nach Ereignis • keine zusätzlichen diffusen Mikroläsionen	• größere Verletzung • viele Begleitstörungen • schlechte Krankheitseinsicht • depressive Stimmungslage • geringe Motivation • mangelnde Unterstützung durch Familie und Freunde • längere Zeit seit Ereignis • zusätzliche Mikroläsionen

8.2 Spezielle therapeutische Verfahren

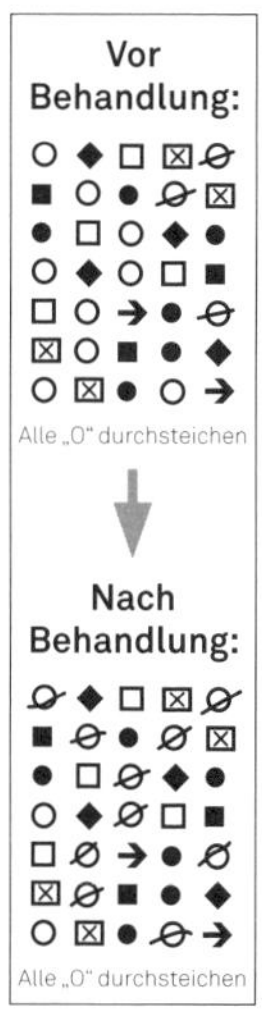

Alle hier aufgeführten Therapieverfahren sind Verfahren, die speziell für die Behandlung des Neglectsyndroms entwickelt und wissenschaftlich überprüft wurden. Die anschließende Darstellung der Methoden soll dem interessierten Angehörigen einen Überblick über die Bandbreite der zur Verfügung stehenden Verfahren geben. Es wird dringend davon abgeraten, die Verfahren im „Hausgebrauch" eigenständig mit dem Patienten durchzuführen! Hierfür soll dieser Ratgeber keine Anleitung sein.

Alle dargestellten Therapieverfahren können das Störungsbild nicht vollständig zurückbilden, jedoch in vielen Fällen eine deutliche Verminderung der Neglectsymptome bewirken. Nicht alle Patienten profitieren gleichermaßen von Training und Therapie.

Für weiterführende Informationen wenden Sie sich bitte an den für Ihren Angehörigen zuständigen Neuropsychologen.

8.2.1 Visuelles Explorationstraining
Suchen mit den Augen

Dieser Therapieansatz ist historisch als erste systematische Behandlungsform an Neglectpatienten erprobt und in den letzten Jahren weiter verbessert worden. Dabei werden dem Patienten großflächige optische Vorlagen dargeboten. Der Patient soll diese mit Hilfe aufeinander abgestimmter Augen- und Kopfbewegungen absuchen, etwa in dem er alle Sterne beginnend von links nach rechts zeigt, und eine systematische Suchstrategie verfolgt.

Absuchen großflächiger Vorlagen

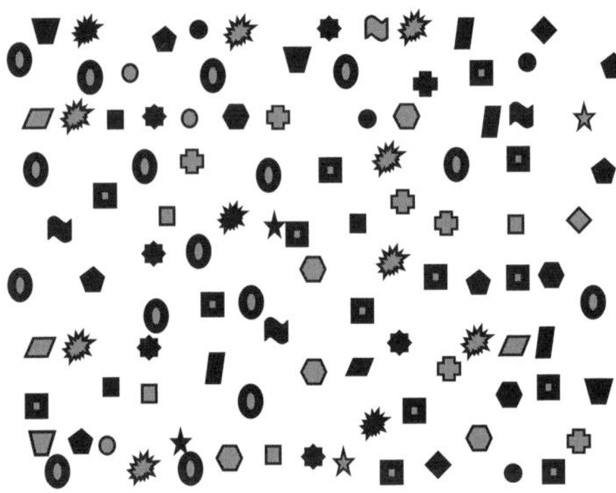

8.2.2 Optokinetische Stimulation
Darbietung bewegter optischer Muster

Sich nach links bewegende Muster …

Bei diesem Verfahren wird auf einem PC-Monitor oder an einer Projektionswand ein aus vielen gleichen Einzelsymbolen bestehendes Muster, das sich zur vernachlässigten Seite bewegt, gezeigt.

Der Patient soll ein Element aus diesem Muster anschauen und dieses von rechts nach links (bei linksseitigem Neglect) über den

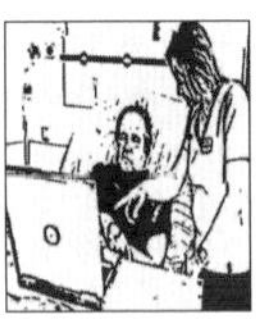

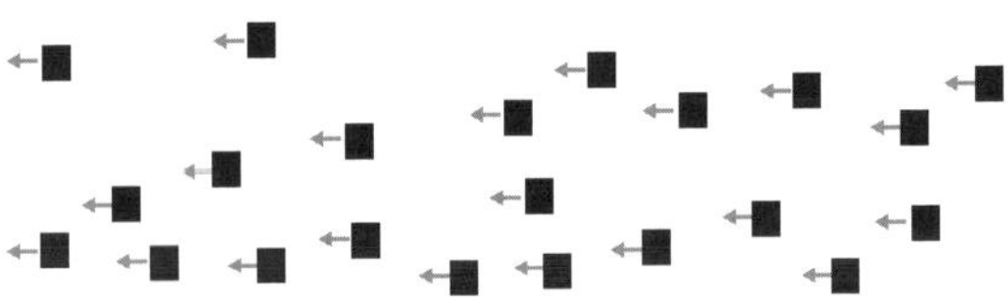

Bildschirm verfolgen. Wissenschaftliche Studien haben nachgewiesen, dass es bei wiederholter Anwendung zu einer Verbesserung der Wahrnehmung in der vernachlässigten Raumhälfte kommt, und zwar für das Sehen, Hören, Fühlen am eigenen Körper und die Vorstellung des Raums.

... mit den Augen verfolgen

8.2.3 Nackenmuskelvibration
Das Geradeausempfinden verbessern

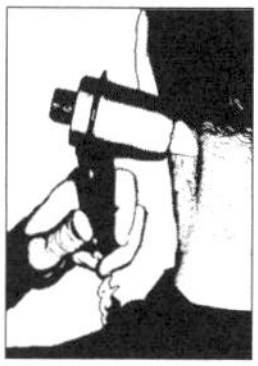

Bei diesem Verfahren kommt ein handelsüblicher Vibrator zum Einsatz, wie er z.B. bei Massagen gebräuchlich ist. Der Vibrator wird seitlich am Nacken des Patienten angelegt, die der Hirnschädigung gegenüberliegt (häufig links). Durch die Vibration wird die betroffene Gehirnhälfte des Patienten stimuliert und es kann zu einer Verminderung des Neglects kommen, weil der vernachlässigte Raum besser beachtet wird. Einige Patienten empfinden das Vibrationsgeräusch und -gefühl jedoch als unangenehm, und zwar für das Sehen, Hören, Fühlen am eigenen Körper und die Vorstellung des Raums.

8.2.4 Prismen
Den Blick ablenken

Prismen sind speziell angefertigte Linsen, die den Blick auf eine Seite ablenken. Um den Blick des Patienten zur vernachlässigten Seite zu richten, werden derartige Prismen in Form von Prismenbrillen eingesetzt.

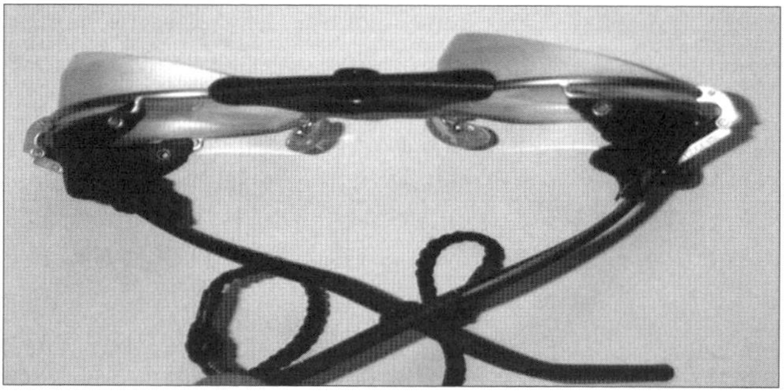

Auslenkung des Blicks nach rechts

Eine andere Behandlungsmethode basiert auf dem gegenteiligen Prinzip. Dem Patienten (z. B. mit linksseitigem Neglect) wird eine Prismenbrille aufgesetzt, welche den Blick auf die Seite der Hirnschädigung – also von der vernachlässigten Seite weg, nach rechts – auslenkt.

Umkehrung des Prismen-Effekts

Hier lernt der Patient dann schrittweise auf vorgegebene Symbole zu zeigen. Nach etwa 15 Minuten setzt der Patient dann die Prismenbrille wieder ab und erfährt aufgrund der Gewöhnung an die neue Situation ohne Prisma folgerichtig den umgekehrten Prismen-Effekt: Er zeigt zu weit nach links!

Dieser Effekt ist erwünscht, hält mehrere Stunden an und verbessert die bewusste Wahrnehmung des zuvor vernachlässigten Raumes.

Vorsicht: Der Patient soll sitzen, während er die Prismenbrille trägt!

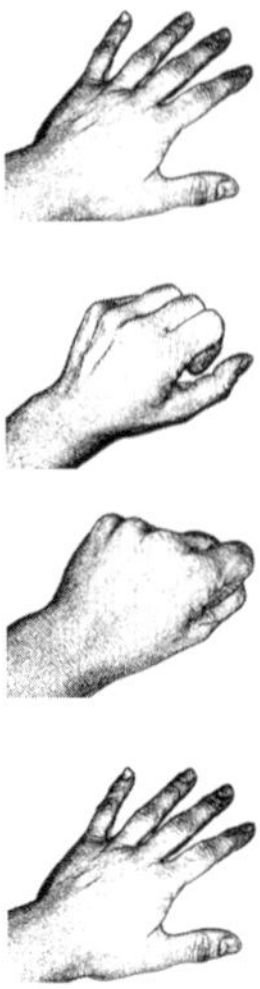

8.2.5 Aktivierung des Armes
Den Arm vermehrt einsetzen

Aktive Bewegungen der Hand im entsprechenden Halbraum (bei Patienten mit linksseitigem Neglect also Aktionen mit der linken Hand im linken Halbraum) vermindern den Neglect: Der Patient beachtet die vernachlässigte Raumhälfte besser. Voraussetzung dieser Methode ist eine gute Restfunktion in dem Arm oder der Schulter, welche der Hirnschädigung gegenüber liegen. Ist der Arm zu stark gelähmt, kann auch geübt werden, dass der Patient seine Aufmerksamkeit auf den Arm richtet und versucht, diesen zu bewegen.

Neuerdings gibt es Verfahren zur Funktionellen Elektrischen Stimulation (FES), bei denen mit Hilfe schwacher elektrischer Signale an die Arm-, Fuß- oder Beinmuskeln deren Funktion verbessert werden kann. Dies kann zum Beispiel den Einsatz des vernachlässigten Armes oder Beines verbessern (also den motorischen Neglect verbessern). Im Bereich des Fußes kann die FES die oft beobachtbare Fußheberschwäche oder das Nachziehen des vernachlässigten Fußes günstig beeinflussen, so dass die Gehfähigkeit besser wird. Die Geräte zur FES werden meist von Sanitätshäusern vertrieben. Dies kann die Gehfähigkeit deutlich erleichtern.

8.2.6 Training von Aktivitäten des täglichen Lebens
Selbstständiger werden

Die vernachlässigte Seite in Alltagsaktivitäten einbeziehen

Die Methode der Arm-Aktivierungs-Therapie ist ein wichtiger Bestandteil des Trainings von Aktivitäten des täglichen Lebens (ATL). Aber auch für Patienten, welche keine ausreichende Aktivität in dem betroffenen Arm haben, ist dieses Training wichtig. Hierbei werden unter anderem Dinge wie Körperpflege, Ankleiden und Essen geübt. Für Neglectpatienten ist es dabei wichtig zu lernen, die vernachlässigte Körper- und Raumhälfte mit einzubeziehen. Dieses Training wird von Therapeuten unterschiedlicher Fachrichtungen gemeinsam in der Klinik durchgeführt und soll den Patienten in möglichst vielen Bereichen seines Tagesablaufs begleiten.

8.2.7 Training der Aufmerksamkeit
Belastbarer werden

Die Daueraufmerksamkeit wird verbessert

Viele Neglectpatienten zeigen verminderte Aufmerksamkeitsleistungen. Eine Reihe von Forschern sehen in der reduzierten Daueraufmerksamkeit sogar die Ursache für die halbseitige Vernachlässigung. Ein Training der Aufmerksamkeit kann die Neglectsymptome verringern. Aufmerksamkeit kann auf viele verschiedene Arten verbessert werden: durch ein Training am Computer, durch Übungen mit einer Therapeutin oder auch durch motorisches Training.

8.2.8 Hinweisreize geben
Den Blick lenken

Visuelle oder verbale Hinweisreize geben

Bei dieser Methode werden dem Patienten Hinweisreize auf der vernachlässigten Seite gegeben, um seine Aufmerksamkeit dort hin zu lenken. Derartige Reize können etwa eine auffällige Linie am linken Rand eines Textes oder verbale Aufforderungen des Therapeuten sein, die vernachlässigte Seite mehr zu beachten:

„Am Ende jeder Zeile wieder ganz nach links bis zur Linie blicken!"

Erfahrungsgemäß hält die Wirkung solcher Hinweisreize nur wenige Sekunden an, deshalb sind sie allenfalls als zusätzliches Mittel sinnvoll.

8.2.9 Selbstinstruktions-Technik
Sich selbst Anweisungen geben

Hierbei sollen die Patienten lernen, sich selbst immer wieder entsprechende Anweisungen zu geben, bis diese fast automatisch erfolgen:

„Beim Lesen immer erst den linken Zeilenrand suchen!"

„Vor dem Überqueren der Straße nach links und rechts schauen!"

Ziel: Verminderung von Neglect in Alltagssituationen

Das Ziel ist die Verminderung der Vernachlässigung in einfachen Alltagssituationen. Für komplexe Situationen ist dieses Verfahren jedoch nicht geeignet.

8.2.10 Neuromodulation
Gehirnregionen stimulieren

Darunter versteht man die schwache „elektrische" oder magnetische Stimulation bestimmter Gehirnregionen um den Neglect zu reduzieren. Dies kann entweder mit einer wiederholten Magnetstimulation erfolgen, oder mit einer elektrischer Stimulation.

8.2.11 Medikamente
Zusätzliche Unterstützung

Lange hat man gedacht, dass Medikamente den Neglect positiv beeinflussen können. Leider gibt es bislang dafür keine ausreichenden Wirksamkeitsbelege. Das bedeutet, dass das verhaltensbezogene oder apparative Neglecttraining die wichtigste Therapie des Neglects ist.

Medikamente können bestenfalls für einen begrenzten Therapiezeitraum (ca. 4 bis 8 Wochen) eine unterstützende Therapie darstellen, weil die Patienten dadurch aufmerksamer sind und von anderen Therapien mehr profitieren können. Zeitgleich zur medikamentösen Therapie sollten die Neglectpatienten aber unbedingt ein verhaltensbezogenes Neglecttraining erhalten (siehe oben). Viele Medikamente können nur über einen begrenzten Zeitraum gegeben werden und haben Wechselwirkungen mit anderen Medikamenten.

Zusätzlich verhaltensbezogenes Neglecttraining

8.2.12 Kombinationsbehandlung
„2 Fliegen mit einer Klappe"

Eine Kombination verschiedener Therapieverfahren ist wünschenswert, weil sie zu rascheren und meist stärkeren Verbesserungen führen kann. Die Kombination muss nicht gleichzeitig erfolgen, es ist auch denkbar, dass zwei verschiedene Methoden angewendet werden, aber zeitlich versetzt (z.B. Neglecttherapie A morgens, Negelcttherapie B nachmittags). Welche Verfahren im Einzelfall sinnvoll kombiniert werden können, sollte praktisch erprobt werden.

Raschere und stärkere Verbesserung möglich

8.3 Alltagsnahe Therapieansätze
Der Alltag als Richtschnur

Sobald sich die akuten Vernachlässigungssymptome des Patienten gebessert haben und er belastbarer ist, wird meist mit der Verbesserung wichtiger Alltagsleistungen begonnen. Oft werden noch bestehende Probleme erst im Alltag offensichtlich.

„Mein Mann macht in der Therapie gute Fortschritte. Wenn wir aber spazieren gehen, orientiert er sich ständig an mir, als wäre er den Weg noch nie gegangen."

8.3.1 Strukturierung von Alltagshandlungen
Nicht den roten Faden verlieren

Manche Neglectpatienten erscheinen in ihren Handlungen planlos, beenden begonnene Tätigkeiten nicht und „verzetteln" sich.

Es fehlt ihnen der „rote Faden“, oder dieser geht ihnen während der Handlung verloren. Diese Patienten können durch Strukturierung in der Therapie lernen, sich nur auf *eine* Handlung zu konzentrieren und diese zu beenden, bevor sie eine neue beginnen. Verschiedene Teilhandlungen werden streng nacheinander, nicht gleichzeitig durchgeführt. Wie etwa:

Auf *eine* Handlung konzentrieren

„Erst bügeln, dann das Bügeleisen wegstellen und dann das Hemd zusammenlegen.“

Alltagshandlungen sollten strukturiert und nacheinander durchgeführt werden – nicht gleichzeitig!

8.3.2 Steigerung der Belastbarkeit/Förderung der Fähigkeit zur Aufmerksamkeitsteilung

2 Dinge gleichzeitig tun

Neglectpatienten können mit ihrer Konzentration nicht längere Zeit bei einer Sache bleiben. Sie lassen sich schnell ablenken. Oft fällt es ihnen auch schwer, sich auf zwei Dinge gleichzeitig zu konzentrieren (siehe Kapitel Aufmerksamkeitsstörungen). Aufgrund der höheren Anforderungen des Alltags treten hier oft Schwierigkeiten auf, die in der Klinik entweder schon bewältigt wurden oder mangels entsprechender Anforderung nicht auffielen. Ziel ist es, durch die schrittweise Steigerung der Dauer einzelner Handlungen und durch den Übungseffekt bei wiederholter Durchführung die einzelnen Alltagstätigkeiten so zu üben, dass sie weniger bewusste Aufmerksamkeit erfordern. Als Folge wird Aufmerksamkeit frei, die für neue Handlungen genutzt werden kann. Hierbei lernt der Patient, die Aufgaben wie im Reißverschlussverfahren durchzuführen:

Schrittweise Steigerung der Dauer und Wiederholung

„Erst schauen, dann gehen, dann wieder schauen usw.“

8.3.3 Förderung einer sicheren Orientierung im Raum

Sicher von einem Ort zum anderen

Häufig ist bei den Patienten die selbstständige und sichere Orientierung im Alltag beeinträchtigt. Vielen Patienten ist diese sehr wichtig, weil sie dadurch unabhängig von Therapeuten und Angehörigen werden. In der Therapie kann damit begonnen werden, den Weg von A nach B (in der Klinik oder zu Hause) in einzelne Teilschritte zu unterteilen und diese separat zu üben. So könnte zunächst der Weg von zu Hause bis zur U-Bahn geübt werden, dann zusätzlich das Ein- und Aussteigen, bis nach vielen Einzelschritten der ganze Weg gelingt. Vorbereitend können diese Teilschritte auch in der Vorstellung eingeübt werden. Das kann dem Patienten helfen, sich später in der realen Umwelt selbst Anweisungen zu geben (Selbstinstruktion).

Zerlegung eines Weges in Teilschritte und separate Übung

8.3.4 Berufliche Wiedereingliederung
Zurück in den Beruf

Bei einzelnen Patienten gelingt auch die Rückkehr in den Beruf nach langer, intensiver Therapie. Hierzu sollte der Neglect behandelt werden, aber auch die vielen Begleitstörungen müssen behandelt werden. Dies sind zum Beispiel die räumlichen Störungen, Gleichgewichtsprobleme und die geteilte und Daueraufmerksamkeit. Manchmal ist auch ein direktes Training von Fertigkeiten sinnvoll, die direkt im Beruf benötigt werden, wie etwa PC-Nutzung, Telefonieren, Tabellen und Zahlen u.v.a.m.

Üblicherweise ist eine stufenweise Wiedereingliederung mit wenigen Stunden am Anfang und einer allmählichen Steigerung sinnvoll. Ein gemeinsames Gespräch, an dem der Patient, ein Angehöriger, der Neuropsychologe und ein Vertreter des Arbeitgebers (idealerweise vom betrieblichen Gesundheitsmanagement/Betriebsarzt) teilnehmen, ist vor Beginn sehr sinnvoll.

8.4 Das therapeutische Team
Interdisziplinäre Zusammenarbeit

Neglecttherapie ist am wirksamsten, wenn alle Berufsgruppen zusammenarbeiten. *Teamwork* ist wichtig.

Da Neglectpatienten oft eine Vielzahl neurologischer und neuropsychologischer Störungen haben, benötigen sie die Therapie von allen Berufsgruppen der Neurorehabilitation. Die wichtigsten Berufsgruppen sind nachfolgend kurz aufgeführt.

8.4.1 Neuropsychologen

Zu dem Aufgabenbereich von Neuropsychologen gehören die Diagnostik und die Therapie von Symptomen, wie Beeinträchtigungen in der Wahrnehmung, des Intellekts, der Gefühle oder etwa von Gedächtnis, Aufmerksamkeit und Konzentration. Sie unterstützen außerdem sowohl Patienten als auch Angehörige darin, die Krankheit zu verarbeiten, um die neue Lebenssituation besser bewältigen zu können (weitere Informationen siehe www.gnp.de).

8.4.2 Ergotherapeuten

Ergotherapeuten können beim Rückgewinnen wichtiger motorischer Fähigkeiten und Alltagsleistungen wie dem Anziehen, Armbewegungen, Umsetzen, selbstständigen Essen, Kochen, Einkaufen und ähnlichen Aktivitäten helfen (weitere Informationen siehe www.ergotherapie-dve.de).

8.4.3 Physiotherapeuten/Krankengymnasten

Physiotherapeuten sind auf die Rückgewinnung motorischer Fähigkeiten spezialisiert, etwa zur Verbesserung der Arm- und Beinfunktion, des Gleichgewichts, des Gehens und Stehens und ähnlicher Leistungen (weitere Informationen siehe www.zvk.org).

8.4.4 Psychotherapeuten

Psychotherapeutische Begleitung kann vor allem für betroffene Angehörige hilfreich sein, um das belastende Lebensereignis, die plötzliche hirnorganische Erkrankung eines wichtigen Menschen, besser bewältigen zu können. Manchmal werden dadurch auch Erinnerungen an belastende Situationen aus der eigenen Biografie wieder neu ins Bewusstsein gerufen, die sich zusätzlich ungünstig auswirken, und auch die Beziehungen innerhalb der eigenen Familie können sich dadurch gravierend verändern.

Psychotherapeutische Unterstützung in Anspruch zu nehmen, bedeutet nicht „verrückt“ zu sein. Es bedeutet viel mehr, in einer krisenhaften Situation, die z. B. von Angst, Verzweiflung und Überforderung geprägt ist, professionelle Hilfe in Anspruch zu nehmen, um neue entlastende Wahrnehmungs- und Verhaltensweisen zu entwickeln.

Psychotherapeuten arbeiten mitunter sehr verschieden – je nachdem, welcher therapeutischen Schule sie angehören. Sie arbeiten aber auch sehr individuell. Wichtig ist, jemanden zu finden, mit dem man eine gute, vertrauensvolle Beziehung aufbauen kann und darüber hinaus die therapeutischen Angebote nachvollziehbar sind und als hilfreich erlebt werden. Die Kosten für die Behandlung durch psychologische oder ärztliche Psychotherapeuten übernimmt meist die Krankenkasse (weitere Informationen siehe www.bptk.de/service/therapeutensuche).

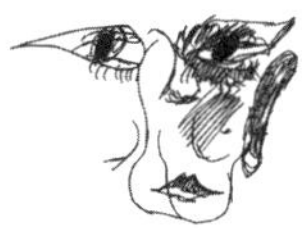

8.4.5 Kunsttherapeuten

Kunsttherapeuten fertigen mit dem Patienten oft Bilder, Collagen oder Plastiken an mit dem Ziel, die Wahrnehmung zu verbessern, aber auch um die emotionale Verarbeitung der Krankheit zu fördern.

8.4.6 Musiktherapeuten

Musiktherapeuten befassen sich überwiegend mit der Krankheitsverarbeitung von Patienten. Bei Neglectpatienten nützen sie das bildnerische Medium, um die Einsicht der Patieten zu verbessern (weitere Informationen siehe www.musiktherapie.de).

8.4.7 Orthoptisten

Orthoptisten können behilflich sein bei der Feststellung der Sehfähigkeit und bei Seh- und Explorationstrainings sowie Lesetrainings. Üblicherweise arbeiten sie in Kliniken oder in Augenarztpraxen (weitere Informationen siehe www.orthoptistinnen.de).

8.5 Die Kostenübernahme
Wer finanziert eine ambulante Behandlung?

Deutschland

In Deutschland ist für die ambulante Behandlung bei einem Schlaganfall, einem Schädelhirntrauma oder einer anderen Erkrankung des Gehirns grundsätzlich die Krankenkasse zuständig. Für die Durchführung einer ambulanten physio-, ergotherapeutischen oder logopädischen Therapie ist eine Überweisung des behandelnden Arztes erforderlich. Adressen für ambulante Physiotherapeuten finden Sie unter www.zvk.org, für ambulante Ergotherapeuten unter www.ergotherapie-dve.de und für ambulante Logopäden unter www.dbl-ev.de.

Seit 2013 erstatten die gesetzlichen Krankenkassen die ambulante neuropsychologische Diagnostik und Therapie durch entsprechend zertifizierte klinische Neuropsychologen ohne gesonderten Antrag, sofern die Indikation für eine Behandlung vorliegt. Eine Indikation liegt dann vor, wenn die erworbene Hirnschädigung nicht länger als 5 Jahre zurückliegt (es gibt jedoch auch Ausnahmen von dieser Regelung) und wenn bestimmte neuropsychologische Störungen der Wahrnehmung, des Denkens, der Kognition und der Emotion vorliegen. Nähere Details sowie einen Neuropsychologen, der in Ihrer Nähe tätig ist, finden Sie unter www.gnp.de/behandlerliste.

Handelt es sich um einen Arbeitsunfall oder einen Verkehrsunfall, sind andere Kostenträger, wie die Berufsgenossenschaften, die gesetzliche oder private Unfallversicherung oder die Haftpflichtversicherung des Unfallgegners zuständig. Auch hierbei ist Ihnen Ihr behandelnder Neuropsychologe bei der Stellung eines Antrags auf Kostenübernahme für eine ambulante neuropsychologische Behandlung behilflich. Für eine ambulante physio-, ergotherapeutische oder logopädische Therapie ist wiederum ein Rezept des behandelnden Arztes erforderlich.

Österreich

In Österreich: Adressen von ambulant tätigen NeuropsychologInnen finden sich auf der Homepage der Gesellschaft für Neuropsychologie Österreich unter www.gnpoe.at. Da ambulante Neuropsychologie in Österreich noch nicht zum Leistungskatalog der

Krankenkassen gehört, ist sie vom Patienten selbst zu finanzieren, man benötigt also auch keine Überweisungen.

Es gibt jedoch – regional unterschiedlich – Möglichkeiten der Inanspruchnahme neuropsychologischer Behandlung auf Krankenschein, wie z. B. im Ambulatorium für Neurologische Spezialtherapie (ANS) Kapfenberg (www.ntk.at). Hier haben Betroffene, die innerhalb des letzten Jahres in eine neurologische Abteilung stationär aufgenommen wurden, die Möglichkeit, eine ambulante neuropsychologische Behandlung in Anspruch zu nehmen. Eine Überweisung vom Facharzt bzw. Hausarzt ist erforderlich, die Kosten der ersten 15 Behandlungseinheiten à 30 Minuten werden von den Kassen übernommen.

In Kärnten bekommt der Angehörige von stationär behandelnden Neurotherapeuten eine Liste mit wohnortnahen freiberuflichen Therapeuten. Hier benötigen die Patienten eine Zuweisung vom Hausarzt oder Neurologen, mit der sie an den Kostenträger herantreten (meistens Antrag an den Chefarzt). Erfahrungsgemäß werden 10 Therapieeinheiten bewilligt. Meist werden ca. 40 % der Kosten (Tarife) übernommen.

Im Raum Vorarlberg kann man im SMO (sozialmedizinische Organisation für neurologische Rehabilitation, www.smo.at) mit einer Überweisung durch den Neurologen und einem Selbstbehalt von 5,50 €/Einheit eine neuropsychologische Therapie in Anspruch nehmen.

Allgemein gilt: Die Behandlung bei Klinischen PsychologInnen wird von den Kassen *nicht* erstattet, mit Ausnahme der klinisch-psychologischen (somit auch neuropsychologischen) Diagnostik (bei KassenpsychologInnen zur Gänze, bei WahlpsychologInnen zu ca. 80 %).

Bei der Suche eines anderen Therapeuten (Ergo, Physio-, Sprachtherapeut) in *Österreich* benötigt jeder Therapeut zunächst eine ärztliche Zuweisung, um tätig werden zu dürfen. Die Zuweisung wird bei medizinischer Notwendigkeit entweder vom Facharzt oder vom praktischen Arzt ausgestellt. Der Patient oder sein Angehöriger suchen sich einen Therapeuten ihres Vertrauens, übermitteln ihm die Zuweisung und besprechen den organisatorischen Ablauf der Therapie. Adressen von freiberuflichen Physiotherapeuten lassen sich unter www.physioaustria.at finden. Adressen von freiberuflichen Ergotherapeuten findet man unter www.ergotherapie.at. Freiberuflich tätige Logopäden findet man auf: www.logopaedieaustria.at.

Es ist zu hinterfragen, ob der ausgesuchte Therapeut bei der zuständigen Krankenkasse registriert ist, damit die anteiligen Therapiekosten auch tatsächlich von der Krankenkasse übernommen werden.

Am Ende des Therapieblocks erstellt der Therapeut eine Honorarnote, diese ist direkt vom Patienten bei dem Therapeuten zu begleichen. Die anteiligen Therapiekosten sind mit der Übermittlung der Honorarnote, dem Zahlungsbeleg und der ärztlichen Zuweisung von der Krankenkasse rückzufordern.

Einige wenige Ambulatorien und Therapeuten haben mit den Krankenkassen einen Direktverrechnungsvertrag. In diesem Fall reicht eine ärztliche Zuweisung. Die Abrechnung erfolgt dann direkt mit der Krankenkasse. Für den Patienten fällt lediglich ein von der Krankenkasse festgelegter Selbstbehalt an. Welche Einrichtungen einen Direktvertrag haben, erfahren Sie bei der zuständigen Krankenkasse.

Sollte aufgrund einer Behinderung eine ständige oder häufig durchgeführte Therapie erforderlich sein, kann in der Wohnsitzgemeinde ein Landeszuschuss zu den Therapiekosten beantragt werden.

Schweiz *In der Schweiz* gibt es ein Tarifabkommen mit den Unfallkassen, mit welchem neuropsychologische Untersuchungen und Therapien vergütet werden. Hingegen sehen Krankenkassen lediglich die Vergütung einer neuropsychologischen Untersuchung vor. Das Ergebnis ist, dass neuropsychologische Therapie für Unfallpatienten von der Kasse bezahlt wird (also konkret: Patienten mit einem Schädel-Hirn-Trauma), nicht aber für Patienten mit zerebrovaskulären oder anderen nicht-traumatischen Hirnschädigungen. Ein Unfallpatient kann deshalb bei einem Neuropsychologen behandelt werden, sobald er ein Rezept von einem Arzt (meistens Neurologen, aber auch einem Allgemeinmediziner) erhalten hat. Die Behandlung kann relativ lange dauern (bis zu 2 Jahren, je nach Möglichkeit der Eingliederung). Für Kassenpatienten gibt es praktisch keine Möglichkeit, außerhalb von Spitälern (die jeweils eigene Tarifverträge mit den Krankenkassen haben) neuropsychologische Therapie zu bekommen.

Mit der Physio- und Ergotherapie ist es etwas einfacher. Beide werden von allen Kassen übernommen, wobei aber das Arztrezept jeweils nach 9 (Physio-) bzw. 12 (Ergo-)Therapien erneuert werden muss. Für Logopädie sieht es wiederum ähnlich aus wie für Neuropsychologie: Außer für Kinder und Jugendliche unter 18 Jahren (Leistungen werden meistens von der Invalidenversicherung bezahlt) und Unfallpatienten (Unfallkasse), können lediglich Krankenkassen-Patienten mit einer Privatversicherung oder bestimmten Zusatzversicherungen Logopädie mit den Kassen verrechnen.

9 Was können Angehörige tun?

9.1 Orientierung des Bettes und Art der Kontaktaufnahme

Einbeziehung der vernachlässigten Seite

Es ist wichtig, die vernachlässigte Seite im Alltag mit einzubeziehen. In der Akutphase sollten Neglectpatienten im Bett allerdings von ihrer nicht vernachlässigten Seite her angesprochen werden. Auf eine Ansprache von ihrer vernachlässigten Seite kann der Patient häufig nicht reagieren. Das Bett sollte so im Raum stehen, dass ein guter Kontakt möglich ist (vergleiche Skizze). Tatsächlich hat die Bettorientierung keinen Einfluss auf die Rückbildung des Neglects, deshalb ist es unethisch, die Betroffenen so zu platzieren, dass aller Kontakt über die vernachlässigte Seite erfolgt. Sobald der Patient mit Augen- und Kopfbewegungen die Mittellinie zur vernachlässigten Seite überqueren kann, sollte natürlich auch von dieser Seite her die Kontaktaufnahme erfolgen.

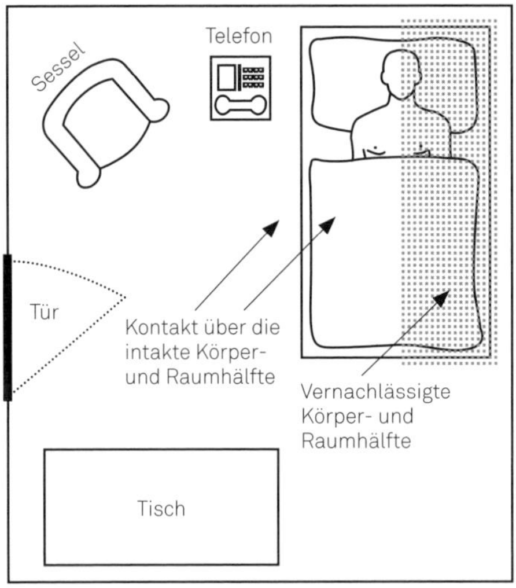

Kontaktaufnahme zum Patienten in der Akutphase von der „guten“ Seite (=Seite der Hirnschädigung), später auch von der vernachlässigten Seite.

9.2 Die Ansprache des Patienten

Mehrere Sinne ansprechen!

In der Akutphase haben viele Neglectpatienten Probleme, Stimmen und Geräusche im Raum zu orten. Es erleichtert ihnen die Orientierung, wenn sie *gleichzeitig* die sprechende Person sehen und eventuell fühlen können.

Stellen Sie Blickkontakt her und halten Sie die Hand des Patienten, während Sie mit ihm sprechen.

9.3 Aufklärung und Information

Neglect sowie die mangelnde Krankheitseinsicht sind schwer nachvollziehbar. Deshalb ist es wichtig, sich zu informieren.

Kontaktaufnahme zu Ärzten, Therapeuten und Neuropsychologen

Eine Grundlage stellt die Ratgeberliteratur dar. Um ganz konkrete, auf Ihre und die Bedürfnisse des Patienten abgestimmte Informationen zu erhalten ist es wichtig, Kontakt zu den zuständigen Ärzten, Therapeuten und Neuropsychologen aufzunehmen. Diese werden Ihnen behilflich sein. Nutzen Sie deren Hilfsangebote und nehmen Sie an Therapiesitzungen teil.

Sprechen Sie eine Vielzahl unterschiedlicher Themenbereiche an, die bedeutsam für Sie sind: Von Symptomen der Krankheit über bereits erlernte Strategien, von Gefahrenquellen im häuslichen Umfeld bis hin zum Einsatz von Hilfsmitteln.

Die Therapeuten sind auch auf Ihre Hilfe angewiesen. Sprechen Sie mit ihnen über Ihre Anliegen, damit die Therapie individuell auf Ihren Alltag zu Hause abgestimmt werden kann. Würdigen Sie auch Fortschritte! Besprechen Sie auch die Fähigkeiten und Verbesserungen des Patienten mit dem Therapeutenteam.

9.4 Was nicht hilft

Der Neglect und die Begleitstörungen können nur durch systematische, erprobte Verfahren aus der Neurorehabilitation gebessert werden. Die Wirksamkeit bereits dargestellter Behandlungsverfahren wird durch wissenschaftliche Studien gestützt;

sie werden kontinuierlich begleitet und weiterentwickelt. Bislang gibt es keinerlei Untersuchungen, die zeigen, dass Behandlungen von Heilpraktikern, die Anwendung von Akupunktur, Bachblüten oder ähnliche Verfahren irgendeinen Nutzen für die Neglecttherapie haben. Solche Verfahren können möglicherweise die allgemeine Befindlichkeit des Patienten positiv beeinflussen – eine wirksame Behandlung des Neglects stellen sie nicht dar!

10 Fahreignung bei Neglect

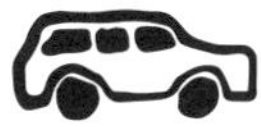

Eine Verletzung des Gehirns kann die Fahreignung beeinträchtigen

Nach einem Schlaganfall oder einer anderen neurologischen Erkrankung stellt sich häufig die Frage nach der Teilnahme am Straßenverkehr. Ein Schlaganfall kann zu fahrrelevanten Ausfällen wie Lähmungen oder Sehstörungen führen. Es können aber auch die Konzentrationsfähigkeit oder die Reaktionsgeschwindigkeit beeinträchtigt sein.

Da nach aktueller Gesetzgebung in Deutschland das Führen eines Kraftfahrzeugs nur bei entsprechender körperlicher und psychischer Eignung erlaubt ist *(§2 Abs. 4 StVG*[3]*)*, kann nach einem Schlaganfall die Fahreignung des Erkrankten in Frage gestellt werden *(§11 und §46 sowie Anlage 4 FeV*[4]*)*. Dies hat zur Folge, dass nach einem Schlaganfall eine Untersuchung der fahrrelevanten körperlichen und der psychischen Leistungsfähigkeit erforderlich ist *(Begutachtungsleitlinien zur Kraftfahreignung 2000)*.

Nach einer erfolgreichen Therapie kann im Einzelfall eine eingeschränkte oder auch eine vollständige Fahreignung für Pkw oder Motorrad wieder erreicht werden. Das Führen eines Lkws, Taxis oder Busses (Fahrerlaubnis zur Fahrgastbeförderung) ist meist nicht mehr gestattet.

Es besteht keine Meldepflicht

In der Regel erfolgt keine Meldung an die Fahrerlaubnisbehörde über einen Schlaganfall. Demzufolge findet normalerweise auch keine amtliche Überprüfung der Fahreignung statt und der Erkrankte behält seinen Führerschein.

Verpflichtung zur eigenverantwortlichen Prüfung

Es besteht allerdings eine Verpflichtung zur *selbstständigen* und *eigenverantwortlichen* Prüfung *(Vorsorgepflicht)*, ob eine Fahreignung trotz Erkrankung weiterhin besteht *(§2 Abs. 1 FeV)*. Durch die Erkrankung darf sich das Risiko eines Unfalls und damit einer Gefährdung anderer Verkehrsteilnehmer nicht erhöht haben. Bei Zuwiderhandlung gegen die Verpflichtung zur eigenverantwortlichen Abklärung ist im Schadensfall mit erheblichen versicherungs- bis hin zu strafrechtlichen Konsequenzen zu rechnen.

3 StVG = Straßenverkehrsgesetz

4 FeV = Fahrerlaubnisverordnung

Die Teilnahme am Straßenverkehr ist für Neglectpatienten oft mit großen Risiken verbunden – und kann auch andere gefährden!

Fahreignung und körperliche Leistungsfähigkeit

Bestehen fahreignungsrelevante körperliche Einschränkungen *(§11 und §46 sowie Anlage 4 FeV)* z. B. eine Halbseitenlähmung, so besteht die Möglichkeit, durch Auflagen oder entsprechender Anpassungen am Fahrzeug im Einzelfall eine Fahreignung wieder zu erreichen. Derartige Anpassungen müssen aber von der Führerscheinstelle angeordnet, geprüft und in den Führerschein eingetragen werden. Die Führerscheinstelle lässt dabei durch eine Eignungsprüfung feststellen, ob die Voraussetzungen zum sicheren Führen eines Kraftfahrzeugs gegeben sind. Es ist eine medizinische Begutachtung erforderlich. Wichtig bei bestehenden körperlichen Einschränkungen ist eine gut erhaltene psychische Leistungsfähigkeit. Ein klinischer Neuropsychologe kann bei dem erforderlichen Verfahren begleitend und beratend zur Seite stehen und die psychische Leistungsfähigkeit überprüfen.

Fahreignung und Gesichtsfeldausfall

Da viele Neglectpatienten häufig auch einen Gesichtsfeldausfall haben, bedeutet dies häufig automatisch ein Fahrverbot *(§11 und §46 sowie Anlage 6 FeV)*. Im Fall von Gesichtsfeldeinschränkungen oder anderweitiger Sehstörungen kann ein Augenarzt eine Untersuchung der fahrrelevanten Seh- und visuellen Wahrnehmungsfähigkeit durchführen und ein Gutachten erstellen.

Für Neglectpatienten mit einem nur geringfügig beeinträchtigten oder vollständigen Gesichtsfeld ist eine Abklärung der psychischen Leistungsfähigkeit dringend angezeigt.

Fahreignung und psychische Leistungsfähigkeit

In der Anlage 5 der Fahrerlaubnisverordnung (FeV) werden als Anforderungen an die psychische Leistungsfähigkeit beim Führen eines Kraftfahrzeugs genannt: Belastbarkeit, Orientierungsleistung, Konzentrationsleistung, Aufmerksamkeitsleistung sowie Reaktionsfähigkeit. Eine Verletzung des Gehirns kann eine Beeinträchtigung dieser Fähigkeiten nach sich ziehen. Hierunter fällt auch der Neglect.

Abklärung der Fahreignung erforderlich

Auch wenn der Patient „nur“ noch schwach ausgeprägte oder keine Neglectsymptome zeigt, darf er vor der Abklärung der Fahreignung kein Kraftfahrzeug führen. Neben den Ergebnissen der Neglectprüfung und der psychischen Leistungsfähigkeit nach

Anlage 5 sind auch die Beobachtungen zur Krankheitseinsicht und anderer psychischer Bereiche wichtig. Hierzu zählen beispielsweise Gedächtnis, Risikobewusstsein, Impulskontrolle. Ein klinischer Neuropsychologe kann feststellen, ob fahrrelevante psychische Einschränkungen bestehen. Bei ausreichender psychischer Leistungsfähigkeit kann eine befürwortende Beurteilung schriftlich bescheinigt werden. Diese dient als Nachweis, dass der Vorsorgepflicht nachgekommen wurde.

Ausgleich von Eignungsmängeln

In manchen Fällen können bestehende Eignungsmängel ausgeglichen werden. Wichtig hierfür sind eine gute Fahrpraxis und die Fähigkeit vorausschauend zu fahren, eine sicherheitsbewusste Grundeinstellung sowie eine gute Selbstwahrnehmung und Risikoeinschätzung. Körperliche Einschränkungen können z.B. mittels Umbauten am Fahrzeug ausgeglichen werden. Zur Verbesserung psychischer Leistungsminderungen besteht die Möglichkeit einer neuropsychologischen Therapie. Auch eine medikamentöse Behandlung kann helfen.

Nach unseren Erfahrungen ist bei nur sehr wenigen Neglectpatienten die Einsicht in die eigenen Handicaps so gut, dass keine Zweifel mehr an der Fahreignung bestehen.

Amtliche Abklärung nur durch die Fahrerlaubnisbehörde

Eine rechtsverbindliche amtliche Abklärung der Fahreignung darf nur die zuständige Fahrerlaubnisbehörde vornehmen. Ein klinischer Neuropsychologe kann bei den notwendigen Vorbereitungen beraten und unterstützen.

Kosten?

Die Kosten für eine Untersuchung der Fahreignung müssen vom Patienten selbst getragen werden. Diese werden nicht von den Krankenkassen übernommen.

Weiterführende Literatur

Für weitergehende Informationen empfehlen wir den „Ratgeber zur Fahreignung bei neurologischen Erkrankungen“ von J. Küst (2006). Zusätzlich möchten wir auf die vom „Arbeitskreis Fahreignung“ erstellten Faltblätter verweisen, die bei der Gesellschaft für Neuropsychologie (www.gnp.de/arbeitskreise-und-regional gruppen/ak-fahreignung) kostenfrei erhältlich sind.

11 Fallbeispiele

10 Personen?!

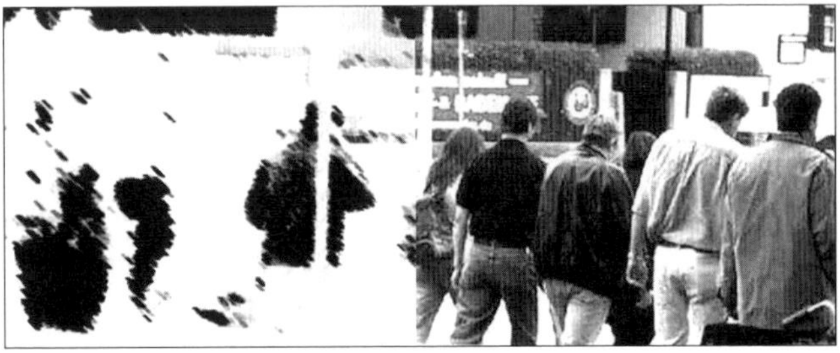

11.1 Fallbeispiel Herr K.

Herr K. erlitt im Alter von 39 Jahren einen Schlaganfall in seiner rechten Gehirnhälfte, der zu einer Vernachlässigung seiner linken Körperhälfte, einer Lähmung seines linken Armes und Beines sowie einem Ausfall seines Gesichtsfeldes links unten führte. Nach der Akutbehandlung in der Neurologischen Abteilung des Krankenhauses in L. wurde er in eine neurologische Rehabilitationseinrichtung überwiesen, wo er 2 Monate lang intensiv wegen seines Neglects und der anderen neuropsychologischen Probleme behandelt wurde. Im Alltag hatte Herr K. Schwierigkeiten, Personen auf seiner linken Seite wahrzunehmen, er beklagte sich oft, dass auf seinem Essenstablett der Nachtisch fehlte (der stand immer links am Rand des Tabletts), und die Portionen so klein seien (er beachtete nur das Essen auf der rechten Hälfte seines Tellers). Lesen machte ihm keinen Spaß mehr, weil der Text keinen Sinn mehr ergab (in Wirklichkeit ließ er auf der linken Seite so viele Worte aus, dass der Sinn des Textes aus diesem Grund verloren ging). Wenn er mit dem Rollstuhl im Krankenhaus umherfuhr, fuhr er meist sehr weit auf der rechten Seite, beachtete Stühle oder Türen auf seiner linken Seite nicht, so dass er manchmal mit ihnen zusammenstieß. Befragte man ihn jedoch zu den Gründen dieser Probleme, so erklärte er, dass das „nix Schlimmes sei, irgendwie müsse der Blutdruck mal eingestellt werden, dann würde er bald wieder gesund sein und entlassen werden.“ Er erwartete, dann wieder arbeiten gehen zu können, und dass er völlig gesund und ohne Einschränkungen wieder sein früheres Leben aufnehmen könne. Fragte man ihn, ob er sich denn selbst ankleiden könne, oder den linken Arm bewegen könne, sagte er „ja, schon!“, konnte es dann aber doch nicht allein. Diese anfänglich geringe Einsicht in seine Krankheit bereitete den Therapeuten und seiner Familie immer wieder Schwierigkeiten, weil er sich überschätzte und die Therapie für unnötig hielt. Abgesehen vom Neglect hatte Herr K. noch ausgeprägte Probleme mit der Zeit, etwa die Uhr abzulesen oder einzuschätzen, wie lange er von einem Zimmer zum nächsten brauchen würde, und sein Zeitgefühl war sehr viel ungenauer geworden.

Therapie

Herr K. erhielt dann über 6 Wochen neuropsychologische Neglecttherapie – zusätzlich zur Krankengymnastik, zur Ergotherapie, den medizinischen und anderen Behandlungsmaßnahmen. Sechs Monate nach seinem Schlaganfall hatte sich Herr K. in vielen Bereichen so weit erholt, dass er wieder mit einem Stock laufen konnte – wenn auch langsamer als früher. Er konnte auch wieder viel besser lesen, weil er nicht mehr so viele Worte auf der linken Seite ausließ. Auch das Übersehen von Personen auf seiner linken Seite kam nicht mehr so oft vor – meistens noch dann, wenn er müde oder durch etwas auf seiner rechten Seite abgelenkt war. Er bewegte sich auch nicht mehr nur auf der rechten Seite in einem Gang oder auf dem Bürgersteig. Er konnte sich wieder selbstständig anziehen, sofern es sich um einfache Kleidungsstücke handelte (z. B. Pullover, Weste). Er las regelmäßig Zeitung und seine Vereinszeitschrift, auch mit dem Essen klappte es wieder deutlich besser (er fand den Nachtisch auch wieder). Trotz dieser deutlichen Verbesserungen konnte Herr K. allerdings seinen Beruf als Kraftfahrer nicht mehr ausüben. Das sichere und rasche Erfassen von Verkehrssituationen, Personen oder anderen Fahrzeugen, besonders auf der linken Seite, war zwar viel besser geworden, aber nicht völlig fehlerfrei möglich. Auch privat musste Herr K. aus diesen Gründen auf das Autofahren verzichten, um sich und andere nicht zu gefährden. An seiner Stelle führte nun seine Frau das Auto. Herr K. wurde 2 Jahre nach seinem Schlaganfall berentet und lebt weiterhin zusammen mit seiner Frau in einem Einfamilienhaus in seiner Heimatstadt. Er geht intensiv seinen Hobbies nach (z.B. Kartenspielen), trifft sich oft mit Freunden und mit seinen Enkelkindern. Er kann sich selbstständig in seinem Haus und seiner unmittelbaren Umgebung bewegen. Für weitere Entfernungen ist er auf die Hilfe anderer angewiesen.

11.2 Fallbeispiel Frau B.

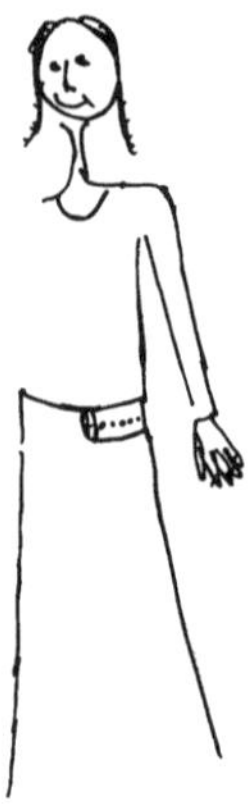

Frau B. erlitt im Alter von 74 Jahren einen rechtsseitigen Infarkt mit einer Schädigung in ihrer rechten Gehirnhälfte, die zu einem linksseitigen Neglect, einem fast vollständigen linksseitigen Gesichtsfeldausfall sowie einer linksseitigen Lähmung ihres Beines und Armes führte. Im Alltag benötigte Frau B. zunächst viel Unterstützung beim Waschen, Baden, Ankleiden, Toilettengang sowie auch beim Umsetzen in den Rollstuhl. Sie übersah Personen auf ihrer linken Seite, fand nur Teile des Essens auf dem Teller, hatte Probleme, etwa die Marmelade oder die Butter auf dem Frühstückstisch zu finden, wenn diese weiter links standen. Das Lesen war so stark wegen des Neglects beeinträchtigt, dass sie anfangs nur das letzte Wort in einer Zeile (also ganz rechts) las und alle anderen ausließ. Da sie den Sinn der Texte nicht mehr erfassen konnte, machte ihr das Lesen auch keinen Spaß mehr. Frau B. hatte Probleme, ihren Speiseplan zu lesen, sie beachtete Personen nicht, die sie von links her ansprachen, oder sie drehte sich zu ihrer rechten Seite, wenn eine Stimme von links ertönte. Frau B. realisierte ihren Neglect und den Gesichtsfeldausfall anfangs nicht, ihrer Lähmung war sie sich jedoch bewusst. Sie war auch zeitlich, örtlich und zu ihrer Person gut orientiert, wusste also wer sie war, wo sie sich gerade befand und welcher Wochentag gerade war.

Therapie

Zwei Monate nach dem Schlaganfall wurde Frau B. in die neuropsychologische Abteilung in M. aufgenommen. Sie erhielt intensive Neglectbehandlung sowie zahlreiche Behandlungsstunden in der Physio- und Ergotherapie. Sie wurde auch medizinisch und pflegerisch intensiv betreut. Als Neglecttherapie erhielt Frau B. optokinetische Stimulation, bei der sie bewegte Punktemuster auf einem Computerbildschirm mit den Augen nach links hin verfolgen sollte. Frau B. wurde aufgefordert, mit ihren Augen die sich auf dem Bildschirm nach links bewegenden Reize zu verfolgen, um möglichst weit nach links zu sehen. Im Lauf der Behandlung besserte sich der Neglect bei Frau B. deutlich, auch wenn bei ihrer Entlassung immer noch ein Restneglect für die linke Körperhälfte und Raumhälfte bestand. Insgesamt konnte eine deutliche Verbesserung – aber keine Heilung – vom Neglect erzielt werden. Frau B. erhielt nach der Entlassung aus der Klinik weiterhin jeweils 1x wöchentlich ambulante Physio- und Ergotherapie. Nach Aussagen des Ehemannes traten zu Hause noch Restneglectsymptome auf, die sich allerdings sowohl in ihrer Häufigkeit als auch in ihrer Schwere deutlich verringert hatten. Auch die anfänglich geringe Krankheitseinseit hatte sich soweit gebessert, dass sich Frau B. ihrer verbleibenden Alltagsprobleme aufgrund des Restneglects deutlicher bewusst war, insbesondere der visuellen Probleme. Frau B. konnte durch die Behandlung ihres Neglects wieder selbstständig zu Hause leben, sie benötigte aber noch Hilfe bei motorischen Leistungen (Ein- und Aussteigen in der Badewanne). Das Lesen hatte sich ebenfalls deutlich gebessert, aber Frau B. ließ immer noch am linken Rand eines Textes einzelne Worte aus.

11.3 Fallbeispiel Herr U. (nach Götze & Höfer, 1999)

Herr U. hatte einen Infarkt der mittleren Hirnarterie in seiner linken Gehirnhälfte erlitten. Infolgedessen litt er unter einer *rechtsseitigen* Lähmung von Arm und Bein, hatte einen relativen Gesichtsfeldausfall rechts (er konnte Farben und Formen im rechten Halbfeld nicht erkennen) und wies einen *rechtsseitigen* Neglect auf. Dieser zeigte sich besonders bei visuellen Aufgaben, so dass er im Gespräch kaum Blickkontakt nach rechts aufnahm, beim Lesen rechts Worte oder Silben ausließ, und auf Ansprache von rechts kaum reagierte, wenn er gleichzeitig mit etwas anderem beschäftigt war. Auch in der Motorik vernachlässigte Herr U. die rechte Seite, so dass er die Jacke häufig nicht richtig über die rechte Schulter zog oder den rechten Fuß nachzog. Seine kognitiven Leistungen waren ebenfalls beeinträchtigt, so dass ihm das gleichzeitige Bearbeiten von Aktivitäten schwer fiel, und er oft dabei den „roten Faden“ verlor. Außerdem fiel es ihm sehr schwer, sich auf eine Sache zu konzentrieren. Sein Antrieb war ebenfalls gemindert, so dass er oft untätig blieb, obwohl er eigentlich die Absicht hatte, etwas bestimmtes zu erledigen. Die „neglectbedingten“ Probleme von Herrn U. mischten sich mit speziellen Problemen in der Zeitwahrnehmung. So hatte Herr U. große Probleme, den Zeitbedarf für Handlungen einzuschätzen („Wie lange brauche ich, um über diesen Platz zu gelangen“?), besonders wenn diese mit Fortbewegung im Raum verbunden waren. Er hatte keine Vorstellung von Geschwindigkeiten, Entfernungen und Zeiträumen. Wie weit sind 100m? Wie lange brauche ich dafür? Wenn eine Therapeutin ihm sagte „Bitte warten Sie hier, ich bin gleich zurück, so war er der fälschlichen Ansicht, dass sie ihn 15 Minuten habe warten lassen, obwohl es tatsächlich nur 2 Minuten waren. Auch das Einschätzen des Zeitbedarfes für bestimmte Einkäufe bereitete ihm Schwierigkeiten.

Therapie

Herr U. erhielt intensiv alltagsorientierte Therapie neben anderen neuropsychologischen Behandlungsverfahren. Er war sich seiner Neglectprobleme vergleichsweise gut bewusst und benötigte nur dezente Hinweise auf seine Probleme. In der Therapie wurde neben der Verbesserung der visuellen Neglectsymptome vor allem auf die zeitlichen Probleme, den reduzierten Antrieb und die Förderung der Mobilität im Alltag eingegangen (s. ausführliche Beschreibung der Therapie in Götze & Höfer, 1999, S. 115–116). Hinsichtlich der zeitlichen Störungen wurde mit ihm konkret das Einschätzen von Zeitbedarf, das Ermitteln des tatsächlichen Zeitbedarfs von Handlungen, das Einhalten von Verabredungen, das Zurücklegen von Wegstrecken und andere raum-zeitliche Aufgaben im Alltag geübt. Am Ende der mehrmonatigen Behandlung konnte Herr. U. selbstständig einkaufen, Verabredungen pünktlich einhalten und sich sicher im Alltag orientieren.

11.4 Fazit der drei Fallgeschichten

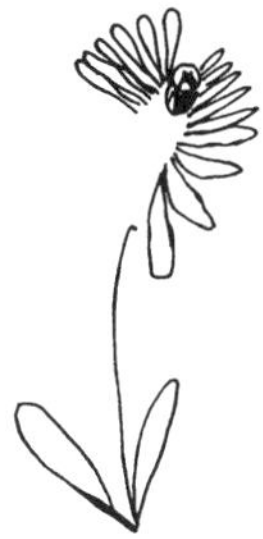

Alle drei Fälle zeigen die Gemeinsamkeiten und Unterschiede von Patienten mit Neglect, die anfangs meist deutliche Alltagsprobleme sowie eine verminderte Einsicht in die bestehenden Beeinträchtigungen haben. Die Alltagsprobleme werden im Verlauf der Therapie zunehmend geringer, die Einsicht wird besser, aber oft bleibt ein Restneglect zurück, der die Rückkehr in den Beruf erschwert oder unmöglich machen kann. Dank neuartiger und wirksamerer Behandlungsverfahren gelingt es aber immer häufiger, dass die Betroffenen zumindest teilweise in ihren Beruf zurückkehren können. Viele Patienten weisen Begleitstörungen auf, wie etwa die zeitlichen Wahrnehmungsprobleme beim letzten Fall. Diese Begleitstörungen „mischen" sich mit den Neglectdefiziten, so dass im Alltag ganz individuelle Probleme auftreten. Trotz der Verbesserungen durch die Therapie weisen viele Patienten auch später noch einen Restneglect auf – besonders in Situationen, in denen gleichzeitig zwei Dinge beachtet werden sollen. Auch dürfen die meisten Patienten mit Neglect oder Restneglect nicht mehr selbstständig ein Kraftfahrzeug führen. Das dritte Fallbeispiel zeigt, dass Patienten mit einer linkshemisphärischen Hirnschädigung auch einen Neglect aufweisen können, der dann die rechte Raumhälfte und Körperseite betrifft.

Trotz der beschriebenen Handicaps wird in allen Falldarstellungen auch deutlich, dass Neglectpatienten durch intensive Behandlung deutliche Verbesserungen in ihrer Symptomatik erreichen können. Dank dieser Verbesserungen ist meist ein teilweise selbstständiges Leben im Alltag möglich, so dass sie an zahlreichen Aktivitäten des alltäglichen Lebens teilhaben können.

12 Antworten auf häufige Fragen

- Leiden Neglectpatienten unter einem Mangel an Intelligenz? Nein, ihre allgemeine Intelligenz ist, verglichen mit der Zeit vor der Erkrankung, völlig unbeeinträchtigt.
- Was ist der Unterschied zwischen einem Neglect und einer Sehstörung? Eine Sehstörung bezieht sich nur auf das Sehen, der Neglect darüberhinaus auch oft auf das Hören, Fühlen oder die räumliche Vorstellung.
- Warum hat ein Neglectpatient keine Einsicht? Es liegt nicht daran, dass der Patient die Krankheit nicht wahrhaben will, sondern daran, dass er aufgrund der Erkrankung die Vernachlässigungssymptome nicht selbst an sich wahrnehmen kann.
- Wie finde ich einen Neuropsychologen? In Deutschland: Auf der Seite www.gnp.de/behandlerliste finden Sie jemanden in Ihrer Nähe. In Österreich: suchen Sie auf der Homepage www.gnpoe.at. In der Schweiz: suchen Sie danach auf der Homepage www.neuropsy.ch.
- Wie kommt man an einen Behandlungsplatz für einen Patienten mit Neglect in einer Klinik? In der Regel über eine Einweisung des Hausarztes oder des Facharztes für Neurologie.
- Wie lange sollte neuropsychologische Behandlung bei einem Patienten mit Neglect dauern? Möglichst mehrere Monate lang (werktäglich mindestens 1×), das Minimum wäre aber 6 Wochen Therapie in einer Neurologischen Rehabilitationsklinik bzw. später ambulant bei einem Neuropsychologen. In der Klinik sollte ein Patient möglichst 3 bis 5× pro Woche Neglecttherapie bekommen sowie zusätzlich etwa gleich häufig weitere Therapien wie etwa Krankengymnastik, Ergotherapie etc.
- Muss ein Neglectpatient seinen Führerschein abgeben? Nein, er/sie darf den Führerschein in der Regel behalten, jedoch bei Zweifeln an der Fahrtauglichkeit nicht mehr selbstständig ein Kraftfahrzeug führen.

13 Ein positiver Ausblick

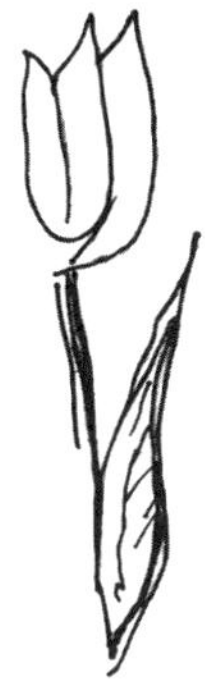

Es gibt keine einfache Lösung, um Vernachlässigungserscheinungen – gleich welche Bereiche sie betreffen – vollständig zu heilen. Dies gilt ebenso für die häufig vorhandenen Begleitstörungen. Es hat jedoch in den letzten 10 Jahren Fortschritte in der Therapie gegeben. Es gibt jedoch eine Vielzahl von Möglichkeiten, die negativen Auswirkungen der Neglectsymptome zu verringern. Und es gibt Strategien, die erlernt werden können, um die tägliche Lebensqualität für Patienten und Angehörige zu verbessern. Viele wichtige Tipps sind in diesem Ratgeber beschrieben. Weitere werden im Laufe der Zeit von vielen Menschen hinzukommen und sich aus dem täglichen persönlichen Kontakt ergeben.

Die meisten Betroffenen haben den verständlichen Wunsch, zur gewohnten Normalität zurückzufinden. Einige werden diesen Weg auch erfolgreich zurücklegen können. Andere werden mehr von den Auswirkungen des Schlaganfalls betroffen sein und ihr Leben danach ausrichten. Sie werden sich eine neue, andere Normalität schaffen. Dies kann gelingen – nicht zuletzt durch die Hilfe anderer, angefangen von nahen Verwandten über Freunde bis hin zum Team der Neurorehabiliation und ambulanten Helfern.

Vor allem aber gilt: das Leben in einer halbierten Welt kann auch gefüllt sein – und erfüllt. Und es lohnt sich, die Herausforderung gemeinsam anzunehmen.

14 Weiterführende Literatur

Götze, R. & Höfer, B. (1999). *AOT – Alltagsorientierte Therapie bei Patienten mit erworbener Hirnschädigung.* Stuttgart: Thieme.

Ein anschauliches Buch mit vielen Fotos und Fallbeispielen über die Auswirkungen von Beeinträchtigungen nach erworbener Hirnschädigung im täglichen Leben. Unter anderem werden auch der Neglect und dessen Begleitstörungen anschaulich beschrieben (nur noch antiquarisch erhältlich).

Hartje, W. & Poeck, K. (Hrsg.) (2006). *Klinische Neuropsychologie.* Stuttgart: Thieme.

Ein gut lesbares Lehrbuch über die wichtigsten neuropsychologischen Störungen. Der Neglect wird auch in einem Kapitel behandelt (als E-Book oder antiquarisch erhältlich).

Kerkhoff, G. & Schmidt, L. (2018). *Neglect und assoziierte Störungen.* Göttingen: Hogrefe.

Ein ca. 100 Seiten umfassendes, verständliches Fachbuch über die Grundlagen des Neglects und alle wichtigen Behandlungsverfahren (Kosten: 22,95 €).

Kerkhoff, G., Oppenländer, K., Finke, K. & Bublak, P. (2007). Therapie zerebraler visueller Wahrnehmungsstörungen. *Nervenarzt, 78,* 457–470.

Ein ca. 12 Seiten langer Fachartikel über zerebrale Sehstörungen, in dem auch der visuelle Neglect behandelt wird. Kostenlos erhältlich beim Erstautor: kerkhoff@mx.uni-saarland.de

Küst, J. (2011). *Ratgeber zur Fahreignung bei neurologischen Erkrankungen. Informationen für Betroffene, Angehörige und Therapeuten.* Idstein: Schulz-Kirchner.

Ein gut lesbarer Überblick über alle wichtigen Aspekte der Fahrtauglichkeit bei Patienten mit neurologischen Störungen mit weiteren hilfreichen Adressen (Kosten: 9,49 €).

Pössl, J. & Mai, N. (2002). *Rehabilitation im Alltag. Ein Ratgeber für Angehörige hirngeschädigter Patienten.* Dortmund: Borgmann.

Ein gut lesbarer Ratgeber mit vielen Beispielen. Das Buch macht auf Probleme aufmerksam, die auf Seiten der Angehörigen von hirngeschädigten Patienten bestehen. Die Autoren gehen dabei auf ganz praktische Fragen ein, geben Vorschläge und berichten über Erfahrungen, wie Alltagsprobleme angegangen werden können. Der Ratgeber enthält auch hilfreiche Adressen (nur noch antiquarisch erhältlich).

Anhang

A Verzeichnis relevanter Fachbegriffe

Afferent Zum Zentralnervensystem (ZNS) hinführend.

Aneurysma Eine ballonartige Erweiterung in der Wand eines Blutgefäßes.

Anosognosie Gleichbedeutend: Unawareness, mangelnde Krankheitseinsicht.

Arteria cerebri media Mittlere Gehirnarterie.

Arteriosklerose Verdickung und Verengung der Gefäßwand.

Auditorischer Neglect Nichtbeachtung oder falsche Ortung von akustischen Reizen in einer Raumhälfte.

Aufmerksamkeitsleistungen Dies sind Fähigkeiten wie: sich auf eine Sache konzentrieren können, sich längere Zeit konzentrieren können, oder zwei Dinge gleichzeitig tun können.

Balken hier: Die wichtigste Faserverbindung zwischen den beiden Gehirnhälften (synonym: Corpus Callosum).

Blut-Hirn-Schranke Mechanismus, der ein Eindringen von Blut und damit von schädigenden Substanzen in das Nervengewebe verhindert.

Cerebrovaskulär Die Gehirndurchblutung betreffend.

Direktionale Hypokinesie Zu kleine und verzögerte Greifbewegungen mit der „gesunden" Hand in den beeinträchtigten Halbraum hin (z. B. beim Greifen nach einer Tasse).

Efferent vom Zentralnervensystem (ZNS) wegführend.

Embolie Ein verschleppter Blutpfropf, der an einem anderen als seinem Entstehungsort zu einer Durchblutungsstörung führt.

Emotionale Veränderungen Veränderungen im „Gefühlsleben".

Endhirn Vergleiche Großhirn.

Frontal hier: Das Stirnhirn betreffend.

Funktionelle Elektro-Stimulation (FES) Schwache elektrische Stimulation mit Hilfe entsprechender Geräte, um bestimmte Muskelgruppen gezielt zu aktivieren (z. B. Arm oder Fuß).

Großhirn Der Bereich des Gehirns der die beiden Hirnhälften umfasst.

Hämorrhagie Blutung.

Hemisphären Die beiden Großhirnhälften.
Hemianopsie Halbseitenblindheit.
Hirnstamm Der Stamm, auf dem die beiden Großhirnhälften sitzen.
Infarkt Ein Gebiet mit einer Schädigung aufgrund fehlender Durchblutung, selten auch aufgrund zu starker Durchblutung.
Inferior-parietal hier: Den unteren Scheitellappen betreffend.
Ipsiläsional Die gleiche Seite wie die geschädigte Hirnhälfte betreffend.
Ischämie Unterbrechung der Blutzufuhr.
Knöcherner Schädel Die „harte, knöcherne Umhüllung" in der unser Gehirn ruht.
Kontraläsional Auf der gegenüberliegenden Seite der Schädigung befindlich.
Kortikal Die Oberfläche des Gehirns betreffend.
Liquor cerebrospinalis Hirn- oder Nervenwasser.
Motorische Impersistenz Unfähigkeit einfache motorische Handlungen (z. B. Augen geschlossen halten, Zunge ausstrecken) über einen längeren Zeitraum auszuüben.
Motorischer Neglect wörtlich: Mangelnde Benutzung des Armes und Beines, die nicht allein durch eine Lähmung bedingt ist.
Neglectdyslexie Lesestörung infolge eines Neglects, die vor allem drei Fehlertypen beinhaltet: Auslassungen und Ersetzungen von Worten oder Silben sowie Probleme beim Zeilensprung mit einem Auslassen ganzer Zeilen.
Neglect-Syndrom Gleichbedeutend: Hemineglect, halbseitige Vernachlässigung oder halbseitige Aufmerksamkeitsstörung.
Neuro-Modulation Beeinflussung der klinischen Symptomatik durch schwere elektrische oder magnetische Ströme, die mit Hilfe entsprechender Geräte meist am Kopf des Betroffenen appliziert werden.
Neuropsychologische Störungen Beeinträchtigungen des Denkens, Planes, Erinnerns, Wahrnehmens, der emotionalen Steuerung und der Motorik als Folge einer erworbenen Hirnschädigung.
Occipital Den Hinterhauptslappen betreffend.
Olfaktorischer Neglect Vernachlässigung von Geruchsreizen an einem Nasenloch, die zur fehlenden Erkennung der entsprechenden Substanz führt.
Parietal Den Scheitellappen des Gehirns betreffend.

Peripheres Nervensystem (PNS) Teil des Nervensystems, der außerhalb des Schädels und der Wirbelsäule liegt.

Raumwahrnehmung Wahrnehmung „geometrischer“ Aspekte der Umwelt (z.B.: Länge, Distanz, Orientierung, Position, Neigungswinkel) in den drei Dimensionen; dies geschieht durch Sinnessysteme zur visuellen, akustischen, taktilen sowie Körperempfindungen und das Gleichgewichtsorgan.

Schlaganfall Alle cerebrovaskulären Störungen, die eine Hirnschädigung verursachen.

Skotom Blinder Bereich im Gesichtsfeld (s. Hemianopsie).

Stammganglien Hirnregion in der Mitte des Gehirns (in der Nähe zum Thalamus), kann bei Schädigung einen Neglect verursachen.

Subkortikal Nicht an der Oberfläche des Gehirns (=kortikal) sondern in der Tiefe darunter liegend.

Taktiler Neglect Vernachlässigung im Rahmen des Tastsinnes, d.h. Berührungen an einer Körperhälfte werden vom Patienten nicht beachtet.

Temporo-parietal Hirnregion am Übergang vom Schläfen- zum Scheitellappen; ist typischerweise bei den meisten Patienten mit Neglect geschädigt.

Thrombose Blockade des Blutstroms aufgrund eines Blutpfropfens am Ort seiner Entstehung.

Unawareness Synonyme: Anosognosie, mangelnde Krankheitseinsicht.

Visueller Neglect Vernachlässigung im Rahmen des Sehsinnes; visuelle Reize auf der zur Hirnschädigung gegenüberliegenden Raumhälfte werden nicht beachtet.

Zeitwahrnehmung Analog zur Raumwahrnehmung umfasst die Zeitwahrnehmung verschiedene Einzelleistungen, wie etwa das subjektive Zeitempfinden für bereits vergangene Zeit oder das aktive Einschätzen einer vor uns liegenden Zeitperiode.

Zentralnervensystem (ZNS) Teil des Nervensystems, der vom Schädel und von der Wirbelsäule umgeben wird.

B Adressen zur Information und zur Therapeutensuche in Deutschland, Österreich und der Schweiz (Auswahl)

Deutschland (0049)

Stiftung Deutsche Schlaganfall-Hilfe
Carl-Bertelsmann-Straße 256
Postfach 104
D-33311 Gütersloh
Telefon: 01805/093093
Telefax: 01805/094094
info@schlaganfall-hilfe.de
www.schlaganfall-hilfe.de

Stiftung Kuratorium ZNS – Hannelore Kohl Stiftung
Rochusstraße 24
D-53123 Bonn
Telefon: 0228/97845-0
Telefax: 0228/97845-55
info@hannelore-kohl-stiftung.de
www.hannelore-kohl-stiftung.de

Bundesarbeitsgemeinschaft für Rehabilitation (BAR)
Walter-Kolb-Straße 9–11
D-60594 Frankfurt am Main
Telefon: 069/605018-0
Telefax: 069/605018-29
www.bar-frankfurt.de

BDH – Bundesverband für Rehabilitation und Interessenvertretung Behinderter e.V.
Bundesleitung
Eifelstraße 7
D-53119 Bonn
Telefon: 0228/96984-0
Telefax: 0228/96984-99
info@bdh-reha.de
www.bdh-reha.de

Kompetenznetz Schlaganfall
Charité Campus Mitte
Klinik und Poliklinik für Neurologie
Sekretariat Prof. Arno Villringer
Charitéplatz 1
D-10117 Berlin
Telefon: 030/450560-142
Telefax: 030/450560-952
info@schlaganfallnetz.de
www.kompetenznetz-schlaganfall.de

Universität des Saarlandes
Arbeitseinheit Klinische Neuropsychologie
Hochschulambulanz Klinische Neuropsychologie
Ansprechpartner: Prof. Georg Kerkhoff
Telefon: 0681/302-57380
Telefax: 0681/302-57382
www.uni-saarland.de/lehrstuhl/kerkhoff/personen/univ-prof-dr-georg-kerkhoff.html

GNP – Gesellschaft für Neuropsychologie e.V.
Geschäftsstelle
Postfach 1105
D-36001 Fulda
Telefon: 0661/4674 6700
Telefax: 0661/9019665
fulda@gnp.de
www.gnp.de

Deutscher Verband für Physiotherapie – Zentralverband der Physiotherapeuten/Krankengymnasten (ZVK) e.V.
Deutzer Freiheit 72–74
D-50679 Köln
Telefon: 0221/981027-0
Telefax: 0221/981027-25
info@zvk.org
www.zvk.org

Verband der Ergotherapeuten e.V.
Postfach 22 08
76303 Karlsbad
Becker-Göring-Straße 26/1
D-76307 Karlsbad-Ittersbach
Telefon: 07248/9181-0
Telefax: 07248/9181-71
info@dve.info
www.ergotherapie-dve.de

DGKT e.V. Deutsche Gesellschaft für künstlerische Therapieformen, Berufs- und Dachverband
Frau Gomolla
Röpkestraße 16
D-42115 Wuppertal
Telefon: 202/988960
Telefax: 202/988962
verwaltung@dgkt.deInternet: www.dgkt.de

Weitere Adressen finden sich unter: www.kunsttherapie.de

Bundespsychotherapeutenkammer
Klosterstraße 64
D-10179 Berlin
Telefon: 030/278785-0
Telefax: 030/278785-44
info@bptk.de
www.bptk.de

Deutscher Orthoptistinnen Verband (BOD)
Josephsplatz 20
D-90403 Nürnberg
Telefon: 0911/2059612
Telefax: 0911/22001
bod.orthoptistinnen@gmx.de
www.orthoptistinnen.de

Deutsche Gesellschaft für Musiktherapie e.V.
Bundesgeschäftsstelle Libauer Straße 17
D-10245 Berlin
Telefon: 030/29492493
Telefax: 030/29492494
info@musiktherapie.de
www.musiktherapie.de

ZAMOR e.V. – Beratungszentrum nach Schlaganfall und Hirnschädigung
– im Hollis –
Krumenauerstraße 44
D-85049 Ingolstadt
Telefon: 0841/46101
Telefax: 0841/46108

Österreich (0043)

Gesellschaft für Neuropsychologie Österreich (GNPÖ)
Praxisgemeinschaft Salvatorgasse
Salvatorgasse 3/19
A-1010 Wien
info@gnpoe.at
www.gnpoe.at

Ergo Austria – Bundesverband der ErgotherapeutInnen Österreichs
Schlagergasse 6
A-1090 Wien
Telefon: 01/8955476
Telefax: 01/8974358
verband@ergoaustria.at
www.ergoaustria.at

Physio Austria, Bundesverband der PhysiotherapeutInnen Österreichs
Linke Wienzeile 8/28
A-1060 Wien
Telefon: 01/5879951
Telefax: 01/5879951–30
office@physioaustria.at
www.physioaustria.at

Umfangreiche Informationen sowie Unterstützung bei der Therapeutensuche gibt die Internetadresse: www.musiktherapie.at

ÖBVP Österreichischer Bundesverband für Psychotherapie
Büro des ÖBVP
A-1030 Wien
Löwengasse 3/5/6
Telefon: 01/512 70 90
Telefax: 01/512 70 91
oebvp@psychotherapie.at
www.psychotherapie.at

Verband der Orthoptistinnen Österreichs (Vdoö)
(z. Hd. Fr. Michaela Sieger)
Prof. Deutsch Gasse 13
A-9020 Klagenfurt

Orthoptik austria Vdoö
Leyserstr. 15/19
A-1140 Wien
Telefon 0699/10 625114
orthoptik@utanet.at
www.orthoptik.at

Österreichischer Fachverband für Kunst- und GestaltungstherapeutInnen (ÖFKG)
Postfach 51
A-1090 Wien
Telefon: 01/317 25 20
www.kunsttherapie-fachverband.org

Schweiz (00 41)

Schweizerische Vereinigung der Neuropsychologinnen und Neuropsychologen (SVNP)
c/o FSP
Effingerstrasse 15
CH-3008 Bern
Telefon: 031/3888820
Telefax: 031/3888801
info@neuropsy.ch
www.neuropsy.ch

ErgotherapeutInnen-Verband Schweiz EVS/ASE
Altenbergstrasse 29
Postfach 686
CH-3000 Bern 8
Telefon: 031/3138844
Telefax: 031/3138899
evs-ase@ergotherapie.ch
www.ergotherapie.ch

physioswiss
Stadthof/Centralstrasse 8b
CH-6210 Sursee
Telefon: 041/9266969
Telefax: 041/9266999
info@physioswiss.ch
www.physioswiss.ch

Umfangreiche Informationen sowie Unterstützung bei der Therapeutensuche gibt die Internetadresse des **Schweizerischer Fachverband für Musiktherapie SFMT:** https://musictherapy.ch/verband

Assoziation Schweizer Psychotherapeutinnen und Psychotherapeuten Verband ASP
ASP Sekretariat
Riedtlistrasse 8
CH-8006 Zürich
Telefon: 043/2689300
asp@psychotherapie.ch
www.psychotherapie.ch

Swiss Orthoptics; Schweizerischer Verband der Orthoptistinnen und Orthoptisten
Geschäftsstelle
Elfenstrasse 19
Postfach 1010
CH-3000 Bern 6
www.orthoptics.ch

Fachverband für Gestaltende Psychotherapie und Kunsttherapie (GPK)
GPK Geschäftsstelle
Postfach 100
CH-4663 Aarburg
Sekretariat Martina Brugnoli
Telefon: 079/7013616
info@gpk.ch
www.gpk-verband.net

C Die Autoren dieses Ratgebers

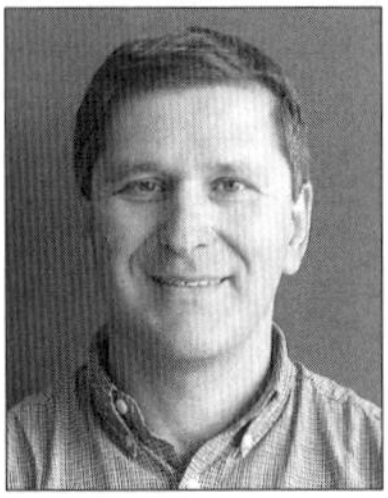

Univ.-Prof. Dr. Georg Kerkhoff ist Leiter der Neuropsychologischen Universitätsambulanz und Inhaber des Lehrstuhls für Klinische Neuropsychologie an der Universität des Saarlandes (Saarbrücken). Im Bereich zerebrale Sehstörungen greift er auf jahrzehntelange Behandlungs- und Forschungserfahrung zurück, hat ca. 180 Zeitschriftenartikel und Buchbeiträge sowie zahlreiche Bücher zu neuropsychologischen Themen verfasst und viele neurovisuelle Therapieverfahren selbst entwickelt und in klinischen Therapiestudien überprüft. Er war von 2010–2018 Mitglied im Wissenschaftlichen Beirat der Gesellschaft für Neuropsychologie. Kontakt: +49 (0)681/302-57380; kerkhoff@mx.uni-saarland.de

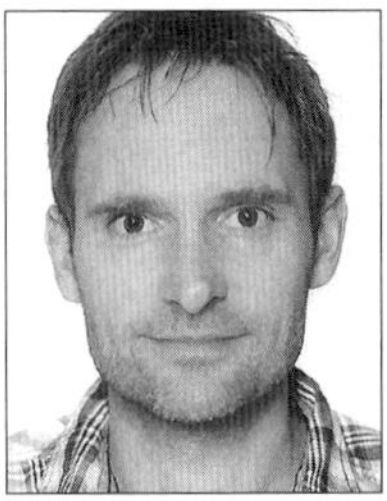

Dr. Günter Neumann ist klinischer Neuropsychologe und Psychologischer Psychotherapeut. Seit 2005 ist er in der neurologischen Rehabilitation in der HELIOS Klinik Kipfenberg tätig und seit 2016 Leiter der Abteilung Neuropsychologie. Er ist Mitautor des Ratgebers „Sehstörungen nach Hirnschädigung" und veröffentlichte darüber hinaus weitere Beiträge zum Thema Neglect. In seiner Dissertation befasste er sich vertieft mit zerebralen Sehstörungen.

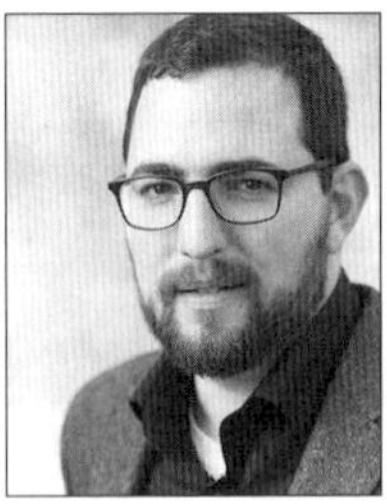

Joachim Neu ist Diplom-Psychologe und Psychologischer Psychotherapeut und arbeitet in der Rhein-Klinik in Bad Honnef, Krankenhaus für psychosomatische Medizin und Psychotherapie, mit Schwerpunkt Traumafolgestörungen. Er ist Mitautor des Ratgebers „Sehstörungen nach Hirnschädigung".